すぐ調

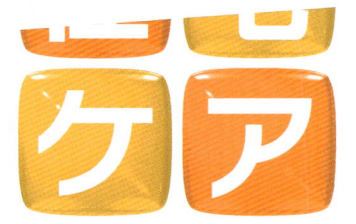

ケア

編集
鈴木陽一
板橋区役所前診療所 副院長

シリーズ協力
秋根良英
ほっとクリニック 院長

医学書院

> **謹告** 編集者並びに出版社として，本書に記載されている情報が最新かつ正確であるように最善の努力をしておりますが，薬剤の情報などは，時に変更されることがあります．したがって，実際に使用される際には，読者御自身で十分に注意を払われることを要望いたします．
>
> 医学書院

《すぐ調》在宅ケア

発　行　2013年4月1日　第1版第1刷Ⓒ
編　者　鈴木陽一（すずき よういち）
発行者　株式会社　医学書院
　　　　代表取締役　金原　優
　　　　〒113-8719　東京都文京区本郷1-28-23
　　　　電話　03-3817-5600（社内案内）
印刷・製本　アイワード

本書の複製権・翻訳権・上映権・譲渡権・公衆送信権（送信可能化権を含む）は㈱医学書院が保有します．

ISBN978-4-260-01792-3

本書を無断で複製する行為（複写，スキャン，デジタルデータ化など）は，「私的使用のための複製」など著作権法上の限られた例外を除き禁じられています．大学，病院，診療所，企業などにおいて，業務上使用する目的（診療，研究活動を含む）で上記の行為を行うことは，その使用範囲が内部的であっても，私的使用には該当せず，違法です．また私的使用に該当する場合であっても，代行業者等の第三者に依頼して上記の行為を行うことは違法となります．

JCOPY 〈㈳出版者著作権管理機構　委託出版物〉
本書の無断複写は著作権法上での例外を除き禁じられています．
複写される場合は，そのつど事前に，㈳出版者著作権管理機構
（電話 03-3513-6969，FAX 03-3513-6979，info@jcopy.or.jp）の
許諾を得てください．

読者のみなさんへ

　在宅ケアの現場では、一領域の専門性よりも幅広い知識と各家庭に合った柔軟な対応を求められます。また病院と異なり、担当者一人で判断し行動に移さなければいけない場面も頻繁にあります。そうしたなか、みなさんは患者宅あるいは移動中に早急に必要な情報を確認・入手することが必要になるでしょう。

　本書では、内部臓器疾患から皮膚疾患にいたるまで多岐にわたる全身の評価・治療情報を、在宅ケアに必要であるという観点から整理し、紙面の許す範囲で掲載しました。薬剤についても、在宅ケアで頻出される薬剤に焦点を絞って特徴や副作用を記しました。また患者さんに接する際に、難解な医療用語をやさしく説明できるように、用語の言い換え集を示しました。

　調べたい時に「さっと、すぐ調べられる」、コンパクトで便利な本になることを意識して編纂しています。訪問する際にポケットに忍ばせ、在宅ケアの現場で活用していただければ幸いです。

2013 年 3 月

編者　鈴木陽一

もくじ

評価・治療

全身症状 ··· 2
尿と便の観察 ·· 9
成人の意識レベル評価 ··· 11
 Japan Coma Scale（JCS）11 / Glasgow Coma Scale
 （GCS）12 / 意識障害時の瞳孔所見 13
脳血管障害 ·· 14
 脳血管障害の分類 14 / 脳卒中の徴候評価 15
脳障害によって起こる症状 ·· 16
MMT（徒手筋力テスト） ·· 20
てんかん発作・心因性発作・失神の見分け方 ······················· 21
パーキンソン病 ·· 22
うつ病・せん妄・認知症の見分け方 ····································· 23
認知症 ··· 24
成人高血圧の分類 ··· 25
NYHA の心機能分類 ··· 26
ペーシングコードと ICHD コード ·· 27
呼吸の異常 ·· 28
血液ガス ·· 30
換気障害の分類 ·· 31
喘息発作 ·· 31
COPD ·· 32
酸素療法 ·· 33
人工呼吸器に関連した数式 ·· 34
人工呼吸器モード ··· 36
肝性脳症 ·· 38
イレウス ·· 39
消化器ストーマ ·· 40
糖尿病 ··· 41
 成人血糖コントロールの指標と評価 41 / シックデイ時の対応
 41 / 低血糖時の対応 42 / 合併頻度の高い感染症 42

iv

評価・治療

全身症状

意識障害を起こす主な原因

一次性(器質性)	二次性
●脳血管障害:脳梗塞(血栓・塞栓)、脳出血、くも膜下出血 ●脳腫瘍 ●頭部外傷:脳挫傷、頭蓋内血腫 ●脳炎 ●てんかん ●低酸素脳症	●代謝性疾患:糖尿病、糖尿病昏睡、尿毒症、肝性昏睡 ●心疾患:心筋梗塞、アダムス・ストークス症候群 ●中毒:アルコール中毒、一酸化炭素中毒 ●その他:重症感染症、熱中症、脱水症、電解質異常、高二酸化炭素血症、酸素欠乏症

頭 痛

頭痛の特徴	考えられる主な疾患・原因
突発的な痛み	くも膜下出血、脳出血、髄膜炎、高血圧脳症、慢性硬膜下血腫
ドクドクした(拍動性)痛み	片頭痛、側頭動脈炎
周期的にくる痛み	群発頭痛、三叉神経・自律神経性頭痛
締め付けられるような(緊張型)痛み	精神的ストレス、身体的ストレス(不自然な姿勢など)
目の奥の痛みを伴う	群発頭痛、緑内障
吐き気・嘔吐を伴う	片頭痛、くも膜下出血、脳出血、髄膜炎、頭蓋内圧亢進

■ 発 熱

		考えられる主な疾患・原因
感染性	呼吸器系	肺炎、胸膜炎、気管支炎、肺結核
	尿路・生殖器系	腎盂腎炎、前立腺炎、膀胱炎、尿道炎
	消化器系	胃腸炎、胆道胆囊炎、虫垂炎、腹膜炎
	骨軟部組織	骨髄炎、筋炎
	軟部組織	褥瘡
非感染性		リウマチ、潰瘍性大腸炎、クローン病、サルコイドーシス、顆粒球減少症、甲状腺機能亢進症、全身性エリテマトーデス、悪性腫瘍、薬物アレルギー

Memo

■ 悪心・嘔吐

	考えられる主な疾患・原因
消化器疾患	感染性胃腸炎、急性腹症、腸閉塞、麻痺性イレウス、消化性潰瘍、急性胆嚢炎、急性膵炎
脳神経疾患	頭蓋内圧亢進、髄膜炎、片頭痛、回転性めまい
内分泌・代謝性疾患	尿毒症、糖尿病ケトアシドーシス、高カルシウム血症、甲状腺機能低下症、アジソン病、副甲状腺機能低下症
薬剤性	麻薬、抗がん剤、ジギタリス薬、テオフィリン、ジドブジン、ジダノシン、カルバマゼピン、アミオダロン、ブロモクリプチン、レボドパ、鉄剤など多数
その他	妊娠、アルコール依存

吐物の特徴	考えられる主な疾患
糞臭	下部小腸閉塞、胃結腸瘻、腹膜炎
粘液と腐敗臭	胃内容停滞の強いとき（悪性腫瘍など）
黄色・緑色（胆汁を含む）	十二指腸遠位部・小腸（上部）閉塞など
食後8時間以上の食物残渣	幽門狭窄
吐血を伴う	消化性潰瘍、食道静脈瘤、急性胃粘膜病変などの食道・胃疾患

■ 胸痛

見逃せない疾患	特徴
不安定狭心症	● 前胸部の"締めつけられる""圧迫される"痛み。胸が"焼ける""熱くなる"などの訴えることもある ● 肩、首、歯、背中、心窩部などの痛みを訴えることもある
急性心筋梗塞	● 主に胸骨下部の"締めつけられる"ような激痛。冷汗、血圧低下、呼吸困難、嘔気、腹痛などを伴うこともある ● 強い胸痛が30分以上持続する場合は、急性心筋梗塞の疑いがある
解離性大動脈瘤	● 突然起こる強い持続的な胸痛、または背部痛 ● 痛みが背部、腰背部、腹部へ放散したり、移動することがある
肺塞栓症	● 突然の胸痛とともに、呼吸困難や血圧低下、頻脈、失神発作などみられる

■ 腹痛

腹痛の特徴	考えられる主な疾患
突発的な痛み	消化管穿孔、結石、血管閉塞・破裂、S状結腸軸や卵巣嚢腫茎の捻転など
腹部の張りを伴う	腹水、腸ガス、便秘、腫瘍
鈍く、うずく痛み（内臓痛）	胃潰瘍、十二指腸潰瘍、逆流性食道炎など
強く、鋭い痛み（体性痛）	虫垂炎、腸閉塞（イレウス）、急性膵炎、結石、急性胃腸炎、解離性大動脈瘤、卵巣捻転など
腹部以外にも起こる痛み	結石、解離性大動脈瘤、急性心筋梗塞

評価・治療

■ 下 痢

	特徴	主な原因疾患・薬剤
滲出性	●腸の粘膜障害による ●便意切迫、頻回の排便	●細菌性腸炎、ウイルス性腸炎、食事アレルギー性腸炎、虚血性腸炎、潰瘍性大腸炎など
分泌性	●消化管粘膜からの電解質や体液の分泌亢進による ●大量の水様性下痢	●ブドウ球菌などの感染症、ポリープなど ●薬剤：プロスタグランジン製剤（ミソプロストールなど）
腸管運動異常による	●下痢と便秘と下痢が交互にくることがある ●腹部膨満感や腹鳴を訴えることも	●過敏性腸症候群、甲状腺機能亢進症など ●薬剤：5-HT3受容体遮断薬（グラニセトロンなど）、メトクロプラミド
浸透圧性	●吸収不良による ●多くは、下痢を起こす薬剤や食べ物の摂取を中止すると改善	●牛乳などの食品 ●寄生虫感染症、慢性膵炎 ●薬剤：抗生物質、ラクツロース、ソルビトール、マグネシウム製剤

■ 便 秘

	考えられる主な疾患・原因
器質性	大腸癌、腸結核、虚血性大腸炎、捻転症、S状結腸過長、脱肛、痔核
機能性	環境の急激な変化や、食物繊維の少ない食生活（弛緩性、痙攣性、直腸性）
症候性	甲状腺機能低下症・下垂体機能低下症、低カリウム血症、高カルシウム血症、パーキンソン病、多発性硬化症など
薬剤性	抗コリン剤、モルヒネ製剤、三環系抗うつ剤など

■ 失　禁

	特徴	主な治療
腹圧性	● 咳やくしゃみ、運動などの腹圧時に、不随意に尿が漏れる ● 中高年の女性に多く、男性では稀（前立腺手術後に生じることがある）	● 骨盤底筋訓練
切迫性	● 急に強い尿意を感じ、我慢できず尿が漏れる ● 脳血管障害、パーキンソン病、脊髄疾患などの神経疾患、前立腺肥大症などでみられる	● 骨盤底筋訓練 ● 膀胱訓練 ● 抗コリン薬の投与
溢流性	● 尿が膀胱内に充満して、常に残尿があり、尿が少しずつ漏れる ● 糖尿病による末梢神経障害、腰部椎間板ヘルニア、脊椎管狭窄症、子宮癌や直腸癌の術後などで起こりやすい	● 用手排尿法 ● 留置カテーテルの使用
機能性	● 身体運動機能の低下によって、トイレまでの移動や脱衣に時間がかかったり、認知症のためトイレを認識できないために生じる	● 認知行動療法

評価・治療

■ 眼症状をきたす主な疾患

網膜血管の変化	高血圧症、動脈硬化症
網膜出血	高血圧症、動脈硬化症、加齢黄斑変性、白血病、貧血、糖尿病、全身性エリテマトーデス、妊娠高血圧症候群、インターフェロン治療
硝子体出血	高血圧症、動脈硬化症、糖尿病、くも膜下出血
眼球突出	白血病、バセドウ病、副鼻腔疾患
ぶどう膜炎	サルコイドーシス、梅毒、トキソプラズマ症、関節リウマチ、ベーチェット病
白内障	糖尿病、アトピー
眼筋麻痺	バセドウ病、脳腫瘍、脳動脈瘤、脳出血、副鼻腔疾患、中耳炎
夜盲、眼球乾燥症	ビタミンA欠乏症
強膜症	関節リウマチ
視神経・視路の疾患、瞳孔異常	脳腫瘍、脳動脈瘤、脳出血、副鼻腔疾患、多発性硬化症、重症筋無力症、眼瞼下垂、顔面神経麻痺

(武藏国弘・編:すぐ調 眼科. p.50, 2012, 医学書院より引用一部改変)

尿と便の観察

■ 尿の観察

	基準値	異常
量	1000～1500 mL/日	500 mL/日以下⇒乏尿 100 mL/日以下⇒無尿 2000 mL/日以上⇒多尿
回数	5~6回/日	
色調	淡黄色	血尿、膿尿、乳び尿
症状		排尿困難、排尿痛、尿失禁、尿閉

IN
- 経口摂取
- 点滴、注射量
- 洗浄、浣腸などの体内残留量
- 代謝水：1日200 mL

OUT
- 尿量
- 不感蒸泄（成人では15 mL/kgが目安）
- 嘔吐、胃液・消化管吸引量
- 持続排液量（ドレナージなど）
- 滲出液量（ガーゼなど）
- 大便量

評価・治療

尿や便の色に影響を与える薬

	薬効	一般名（主な商品名）
● 尿に影響を与える薬		
赤色	鎮咳去痰薬	ヒベンズ酸チペピジン（アスベリン）
	セフェム系抗生物質	セフジニル（セフゾン）
黄褐色〜赤（アルカリ尿の場合）	下剤	センナ、センノシド（アローゼン、プルゼニド）
	糖尿病性末梢神経障害治療薬	パルレスタット（キネダック）
赤橙色	抗結核薬	リファンピシン（リファジン）
黄色	ビタミン B_2 薬	リボフラビン（ハイボン、ノイロビタン、フラビタン）
暗赤色	抗トリコモナス薬	メトロニダゾール（フラジール）
黒色	降圧薬	メチルドパ（アルドメット）
	抗パーキンソン病薬	レボドパ（マドパー）
琥珀色〜黄緑	抗アンドロゲン薬	フルタミド（オダイン）
● 便に影響を与える薬		
白色	抗てんかん薬	バルプロ酸ナトリウム（デパケン）など
	潰瘍性大腸炎治療薬	メサラジン（ペンタサ）
黒色	鉄剤	クエン酸第一鉄（フェルム）クエン酸第一鉄ナトリウム（フェロミア）
赤色	セフェム系抗生物質	セフジニル（セフゾン）
赤橙色	抗結核薬	リファンピシン（リファジン）
濃緑色	胃炎・消化性潰瘍治療薬	クロロフィル類（メサフィリン）

成人の意識レベル評価

Japan Coma Scale（JCS）

I.	覚醒している（1桁の点数で表現）
0	意識清明
1	見当識は保たれているが、意識は清明でない
2	見当識障害がある
3	自分の名前・生年月日が言えない
II.	刺激の応じて、一時的に覚醒する（2桁の点数で表現）
10	普通の呼びかけで開眼する
20	大声で呼びかけたり、強く揺するなどで開眼する
30	痛み刺激を加えつつ、呼びかけを続けると辛うじて開眼する
III.	刺激しても覚醒しない（3桁の点数で表現）
100	痛みに対して払いのけるなどの動作をする
200	痛み刺激で手足を動かしたり、顔をしかめたりする
300	痛み刺激に対しまったく反応しない

＊次の状態があれば付加する。R: 不穏、I: 失禁、A: 自発性喪失
記載例）3A、20I

評価・治療

Glasgow Coma Scale（GCS）

E	eyes open 開眼	自発的開眼	4
		呼びかけで開眼	3
		疼痛により開眼	2
		開眼なし	1
V	best verbal response 最良言語反応	見当識あり	5
		混乱した会話	4
		混乱した言葉	3
		理解不明の音声	2
		発語なし	1
M	best motor response 最良運動反応	命令に従う	6
		疼痛部へ向かう	5
		逃避あり	4
		異常な屈曲	3
		異常な伸展	2
		運動なし	1

E+V+M=3 〜 15。E、V、M の各項の評価点の総和をもって意識障害の重症度とする。最重症：3 点、最軽症：15 点、V、M 項目では繰り返し検査の最良反応とする。
記入例）E2 V2 M5　合計 9 点

■ 意識障害時の瞳孔所見

● 正　常

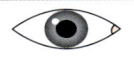

3 〜 4mm	左右の大きさが同じ

● 両側の軽度縮瞳

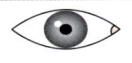

2 〜 3mm 以下	対光反射（＋） 障害部位：間脳 （代謝異常）

● 両側の重度縮瞳（針先瞳孔）

2mm 以下	対光反射（＋） 障害部位：橋

● 中間位

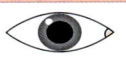

4 〜 5mm	対光反射（－） 障害部位：中脳

● 瞳孔不同

左右で 0.5mm 以上の差	対光反射（－） 障害部位：片側小脳テント

● 両側の瞳孔瞳

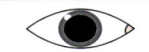

5mm 以上	対光反射（＋）副交感神経障害 対光反射（－）低酸素状態

評価・治療

脳血管障害

脳血管障害の分類

出血性脳血管障害	虚血性脳血管障害
● 脳内出血 ● くも膜下出血（SAH） ● 硬膜下出血	● 一過性脳虚血発作（TIA） ● 脳梗塞（脳血栓、脳塞栓）

	脳内出血	くも膜下出血
基礎疾患	高血圧症、糖尿病	脳動脈瘤、もやもや病など
年齢	高齢者に多い	年齢を問わない
発症の起始	突然	突然
意識障害	強い	強い、一過性
予防	血圧コントロール	ー

	脳血栓	脳塞栓
基礎疾患	高血圧症、糖尿病	心疾患（心房細動、心臓弁膜症）
年齢	高齢者に多い	年齢を問わない
発症の起始	夜間、睡眠中に多い	日中に多い
意識障害	徐々に悪くなる	急に悪くなる
予防	抗血小板薬（アスピリンなど）	抗凝固薬（ワルファリン、ダビガトランなど）

■ 脳卒中の徴候評価

● 顔面の麻痺
歯を見せたり、笑ってもらう

正常	顔面の両側が同じように動く
異常	片側の顔面の動きが反対側に比べて悪い

● 腕(手)の異常
閉眼で、10秒間上肢を水平にまっすぐ伸ばしてもらう

正常	両腕が同様に動く、または水平を保持できる
異常	片方の手が上がらない、上げても片方だけ下がる(バレー徴候)

● 言語野異常
患者に話してもらう (ex)「パ・タ・カ」を繰り返してもらう

正常	不明瞭な発語はなく、正確な言葉、発音ができる
異常	不明瞭な発語、間違った言葉、またはまったく話せない

> どれか1つでも異常を認めた場合、脳卒中が強く疑われる

(シンシナティ病院、来院前脳卒中スケール)

評価・治療

脳障害によって起こる症状

● 失語

発話が非流暢	ブローカ失語（運動性失語）	ゆっくり苦労しながら話す（努力発話）。発話量は少ない。聴覚的理解に軽度の障害があり、書字にも障害が現れる
	全失語	読み、書き、聞く、話す、のすべてが障害
発話は流暢	ウェルニッケ失語	多弁になることもある。聴覚的理解は重度に障害され、話のつじつまが合わなくなる
	健忘性失語	聴覚的理解や復唱、読み書き能力は比較的良好。呼称や語想起に障害がある
その他	超皮質性運動失語	理解力には問題がないが発話量は少なく、自分から話しかけることは少ない。相手のことばを復唱することが多い
	超皮質性感覚失語	理解力に重度の障害があるが、発話量には問題はない
	伝導失語	聴覚的理解は比較的良好。復唱や自発語、呼称、音読で字性錯語が多い

● 記憶障害

前向性健忘	発症後に新しいことを記憶（記銘）できない
逆行性健忘	病前の記憶が思い出せない

● 失　行

肢節運動失行	ボタンをはめるといった、習慣的動作ができなくなる
観念失行	歯ブラシを使って歯を磨くなど、ある目的のための一連の連続動作ができなくなる
観念運動失行	道具などの物品なしに，手ぶり身ぶりだけで行うことが困難になる。また模倣や指示による動作も困難
構成失行	図形の描画と模写，積木の構成など、二次元または三次元の図形や形の構成が困難
着衣失行	服を着ることができなかったり、誤って着用する

● 失　認

視空間失認	3次元空間を正しく捉えることが困難。半側空間無視や地誌的障害などがある
視覚性失認	視力や視野に異常がないのに、視覚による認知ができない（ex）鉛筆を見てもわからない、色の名前が言えない、よく知った人の顔がわからない）
聴覚性失認	日常よく聞く音（環境音）を聞いても、何の音だかわからない
身体失認	半側の体がまるで存在しないように振舞ったり、自分の病態（片麻痺）を否認する
皮質聾	側頭葉皮質障害による難聴、あるいは聴覚の認知障害
触覚失認	日常よく用いている物を触っても、それがなんだかわからない

評価・治療

運動麻痺

単麻痺	片側の上肢、下肢の運動麻痺。脳卒中で最も多くみられる運動麻痺
片麻痺	同側の上下肢(片側半身)の運動麻痺
対麻痺	両下肢の運動麻痺
四肢麻痺	両側上下肢の運動麻痺

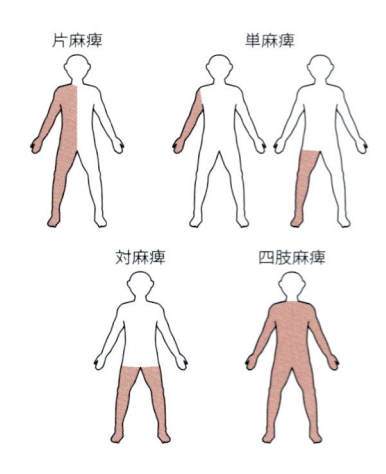

片麻痺　　単麻痺

対麻痺　　四肢麻痺

＜動眼神経麻痺の検査＞
① 45~50 cm 離れて、患者の前に座る
② まっすぐ前を向き、顔を動かさないよう指示する
③ 患者の正面に立てた人差し指を見てもらう

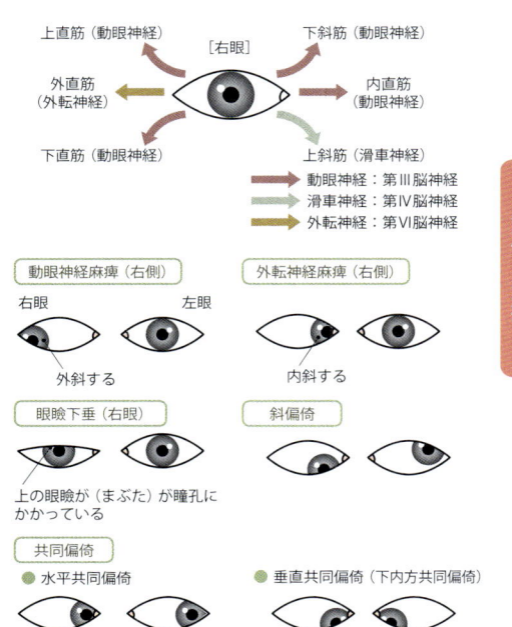

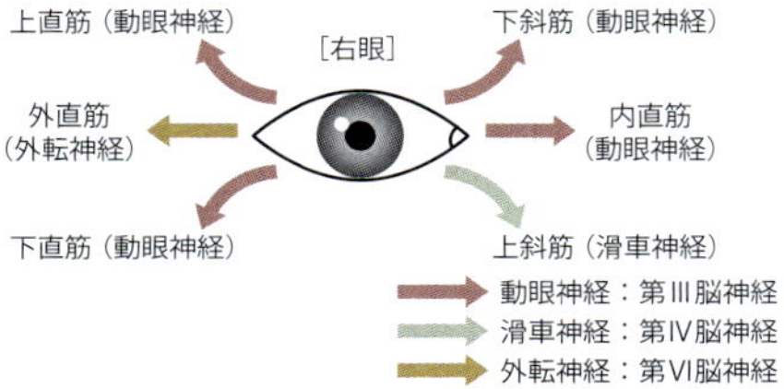

[右眼]
- 上直筋（動眼神経）
- 下斜筋（動眼神経）
- 外直筋（外転神経）
- 内直筋（動眼神経）
- 下直筋（動眼神経）
- 上斜筋（滑車神経）

動眼神経：第Ⅲ脳神経
滑車神経：第Ⅳ脳神経
外転神経：第Ⅵ脳神経

評価・治療

動眼神経麻痺（右側）
右眼　　左眼
外斜する

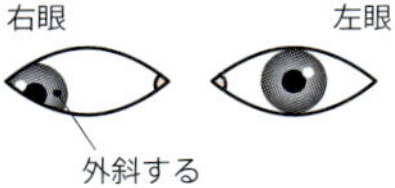

外転神経麻痺（右側）
内斜する

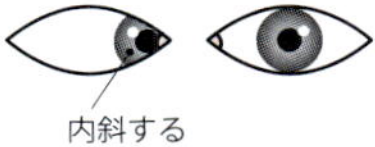

眼瞼下垂（右眼）
上の眼瞼が（まぶた）が瞳孔にかかっている 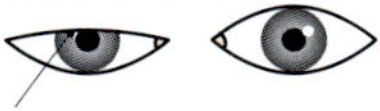

斜偏倚

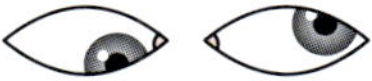

共同偏倚
● 水平共同偏倚
● 垂直共同偏倚（下内方共同偏倚）
視床出血など

MMT(徒手筋力テスト)

		特徴
5	正常	強い抵抗を加えても、完全に運動できる 上肢・下肢:挙上可能
4	優	重力以上の抵抗を加えても、肘関節あるいは膝関節の運動を起こすことができる 上肢:挙上できるが弱い 下肢:膝立て可能、下腿を挙上できる
3	良	重力に拮抗して、肘関節あるいは膝関節の運動を起こせる 上肢:ようやく挙上可能、保持は困難 下肢:膝立て可能、下腿の挙上は困難
2	可	重力を除外すれば、可動域で運動できる 上肢・下肢:挙上できない(ベッド上で水平運動のみ)
1	不可	筋の収縮はみられるが、肘関節あるいは膝関節の動きがみられない 上肢・下肢:筋収縮のみ
0		筋の収縮が認められない(完全麻痺)

▶ てんかん発作・心因性発作・失神の見分け方

	てんかん発作	心因性発作	失神
症状の起始	突然 不機嫌状態や睡眠障害などの前兆あり	緩徐 患者によって異なる	緩慢 失神前症状あり（動悸、嘔気、冷汗など）
発症形態	いつも同じ	発作中、発作のたびに症状が異なることが多い	いつも同じ
持続時間	通常は2分未満	2分以上、最大で数時間に及ぶ	1分未満
痙攣	律動的、同期性	非律動的、非同期性	律動的、同期性
呼吸停止、チアノーゼ	可能性あり	なし	可能性あり
目の症状	開眼（固定）、眼球偏位	閉眼	開眼、眼球偏位
舌の咬傷	側面	舌の先端	なし
尿失禁	頻繁	可能性あり	まれ
発作後の回復	緩慢な場合が多い	患者によって異なる	速やか
その他	もうろう状態、頭痛、筋痛などがみられることがある		血圧低下、徐脈を認める。意識回復は早い

評価・治療

＊5分以上発作が持続する場合は、てんかん重積状態を想定して対処する

パーキンソン病

パーキンソン病の分類

ヤールの重症度分類		生活機能障害度	
Ⅰ度	身体の片側だけの振戦、筋強剛を示す	Ⅰ度	日常生活、通院にほとんど介助を要しない
Ⅱ度	振戦、筋強剛などが両側にある		
Ⅲ度	明らかな歩行障害、方向変換の不安定などの姿勢反射障害がある	Ⅱ度	日常生活、通院に介助が必要
Ⅳ度	起立・歩行など、日常生活動作の低下が著しく、日常生活は高度に障害		
Ⅴ度	自立生活が困難。介助による車椅子移動、または寝たきりとなる	Ⅲ度	日常生活に全面的な介助を要し、独力では歩行、起立不能

パーキンソン病の症状

	内容
運動機能	無動、固縮、振戦、姿勢反射障害
自律神経症候	便秘、排尿障害
認知機能	注意力の低下、思考緩慢
精神症状	幻視、うつ、アパシー(無関心、無表情)

うつ病・せん妄・認知症の見分け方

	うつ病	せん妄	認知症*
発症様式	発症時期を特定できる	急性・亜急性	徐々に進行
日内変動	午前中に症状が重い	夜間に悪化することが多い	なし。夜間せん妄を起こすことがある
症状持続	長期にわたる	短期間が多い	緩徐に進行
病識	自覚あり。過大に表現する	欠如していることが多い	初期には自覚。進行すると欠如
見当識	保たれる（仮性認知症を除く）	変動して障害	進行性に障害
記憶	仮性認知症では短期・長期記憶が同程度に障害	即時再生の障害	遅延再生の障害。短期記憶の障害
思考	緩慢	散乱、夢幻様	内容の貧困化
知覚	正常	錯視、幻視	異常は目立たない
会話	会話量が減少	まとまりが悪い	言葉が思い出せない
妄想	心気、罪業、貧困などの微小妄想	知覚障害に関する妄想	記憶障害に関する妄想、誤認性妄想
気分・感情	抑うつ気分、気力の低下、不安、焦燥	不安、恐怖、興奮、無感情、多幸	多幸、抑うつ気分、無感情、正常などさまざま
睡眠障害	早朝覚醒が典型的	睡眠覚醒リズムの障害	しばしば昼夜逆転

*血管性認知症は除く

評価・治療

認知症

		特 徴
脳血管性認知症		脳血管障害に関連して発症する認知機能障害。意欲・自発性低下、遂行機能障害がよくみられる
変性疾患	アルツハイマー型認知症（AD）	近時記憶障害が特徴的。このほか、妄想、うつ症状などの精神症状がみられる
	レビー小体型認知症（LBD）	具体的で詳細な内容の幻視が繰り返しみられる。うつ症状や、日中での過度の睡眠などもみられる
	前頭側頭型認知症（FTD）	病識の欠如や、感情障害、脱抑制・反社会的行動などの性格変化がみられる。食行動異常を呈することもある

	脳血管性認知症	アルツハイマー型認知症
性別	男性に多い	女性に多い
初期症状	脳梗塞が多い	記憶障害
その他	高血圧症、脳梗塞の既往歴	進行とともに、徘徊や失禁あり

成人高血圧の分類

	収縮期血圧 (mmHg)		拡張期血圧 (mmHg)
至適血圧	120 未満	かつ	80 未満
正常	130 未満	かつ	85 未満
正常高値	130 〜 139	または	85 〜 89
Ⅰ度高血圧	140 〜 159	または	90 〜 99
Ⅱ度高血圧	160 〜 179	または	100 〜 109
Ⅲ度高血圧	180 以上	または	110 以上
収縮期高血圧	140 以上	かつ	90 未満

(日本高血圧学会 高血圧治療ガイドライン作成委員会・編：高血圧治療ガイドライン 2009 より)

評価・治療

Memo

NYHA の心機能分類

Class I	心疾患があるが、身体活動には特に制約がない。日常の身体活動では、疲労、動悸、呼吸困難、狭心痛を生じない
Class II	心疾患があり、身体活動が軽度に制約されるものの、安静または通常の身体活動では楽に生活できる。通常の身体活動よりも強い活動(例えば、階段上昇、坂道歩行など)で、疲労、動悸、呼吸困難、狭心痛を生じる
Class III	心疾患があり、身体活動が著しく制約されるものの、安静時では楽に生活できる。通常の身体活動で、疲労、動悸、呼吸困難、狭心痛を生じる
Class IV	心疾患があり、いかなる程度の身体労作の際にも苦痛を伴う。心不全症状、または、狭心症症候群が安静時においてもみられることがある。どのような身体的活動でも苦痛が増強する

Memo

ペーシングコードと ICHD コード

ICHD コード

1文字目 刺激部位	2文字目 感知部位	3文字目 応答様式
A：心房 V：心室 D：上記両方	A：心房 V：心室 D：上記両方 O：デマンド機能なし 　（固定型）	I：抑制 T：同期 D：上記両方 O：デマンド機能なし 　（固定型）

AAI

VVI

VDD

DDD

評価・治療

27

呼吸の異常

呼吸困難の程度（フレッチャー・ヒュー・ジョーンズの分類）

I度	同年齢の健康者と同様の仕事ができ、歩行・階段昇降も健康者なみにできる
II度	同年齢の健康者と同様に歩行できるが、坂・階段の昇降は健康者なみにはできない
III度	平地でさえ健康者なみには歩けないが、自分のペースなら1km以上歩ける
IV度	休みながらでなければ50m以上歩けない
V度	会話・衣服の着脱にも息切れがする。息切れのため外出できない

呼吸音の異常

	考えられる主な疾患
笛音 （呼気性高音）	比較的細い気管支の狭窄。発作性では、気管支喘息に特徴的。限局性で非発作性の場合は、気管支に粘稠な痰の詰まりが原因のことも
いびき音 （呼気性低音）	上気道、気管、太い気管支の狭窄。咽頭浮腫、気管気管支軟化、過粘稠症候群、悪性腫瘍など
水泡音 （吸気性低音）	気管、気管支内の分泌物（痰、唾液、血液、漏出液など）の貯留
捻髪音 （吸気性高音）	間質性肺疾患（特に肺線維症、過敏症肺臓炎、肺炎既往、誤嚥反復など）
摩擦音 （呼気＋吸気）	胸膜の炎症
呼吸音の減弱、消失	胸水の貯留、無気肺、肺実質性病変

病的な呼吸

呼吸パターン	特徴・よく見られる疾患
睡眠時無呼吸 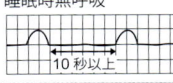	● 睡眠中に鼻・口で 10 秒以上の気流の停止を伴う無呼吸 ● 睡眠中、高度のいびきを伴う
チェーン-ストークス呼吸 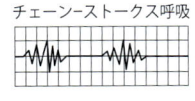	● 徐々に一回換気量増加、その後徐々に減少し、無呼吸を周期的に繰り返す ● 脳出血、脳外傷、尿症症、心不全など ⇒うっ血性心不全などの循環障害では、特に睡眠時によくみられる
クスマウル呼吸 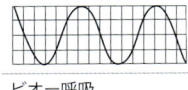	● 異常に深く大きい、緩徐な呼吸 糖尿病性ケトアシドーシスなど ⇒悪心、嘔吐、全身倦怠感などの愁訴が先行する場合が多い
ビオー呼吸 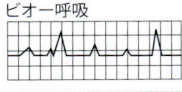	● 呼吸停止を伴う不規則呼吸。一回換気量の変化は少ない ● 脳外傷、頭蓋内圧亢進(脳炎、脳腫瘍、髄膜炎)など

評価・治療

Memo

血液ガス

	基準値
PaO_2 (Torr) 動脈血酸素分圧	83～108
$PaCO_2$ (Torr) 動脈血二酸化炭素分圧	M：35～48 F：32～45
pH	7.35～7.45
SaO_2 (%) ≒ SpO_2 動脈血酸素飽和度	95.0～98.0

酸素飽和度－酸素分圧換算表

SaO_2 (%)	PaO_2 (Torr)	SaO_2 (%)	PaO_2 (Torr)	SaO_2 (%)	PaO_2 (Torr)	SaO_2 (%)	PaO_2 (Torr)
60	31	70	37	80	44	90	59
61	32	71	37	81	45	91	61
62	32	72	38	82	46	92	64
63	33	73	39	83	47	93	67
64	33	74	39	84	49	94	71
65	34	75	40	85	50	95	76
66	34	76	41	86	51	96	82
67	35	77	42	87	53	97	91
68	35	78	42	88	55	98	104
69	36	79	43	89	57	99	132

＊体温、pH、$PaCO_2$ によって換算値は変動する

換気障害の分類

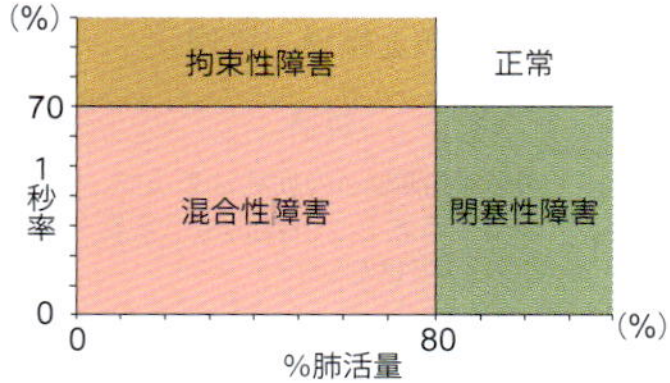

	主な疾患
拘束性障害	肺炎、間質性肺炎、結核後遺症、肺水腫、肺線維症、胸水、胸膜肥厚、胸部変形など
閉塞性障害	気管支喘息、肺気腫、慢性気管支炎など
混合性障害	塵肺、結核後遺症、過敏性肺炎、拘束性障害や閉塞性障害の進行期

評価・治療

喘息発作

	状態	ピークフロー値
小発作(軽度)	苦しいが、横になれる 動作がやや困難	70～80%
中発作(中等度)	起座呼吸 かろうじて歩ける	50～70%
大発作(高度)	会話が困難 動けない	50%以下
重篤	チアノーゼ・意識障害・失禁 呼吸停止、会話不能	測定不能

COPD

COPD の病期分類と指導・管理

	基準	指導・管理
0期 (COPD予備群)	咳嗽、喀痰などの症状はあるが、スパイロメトリーは正常(まだCOPDではない)	全体をとおして、禁煙指導、インフルエンザワクチン接種、全身併存症・肺合併症の管理
I期 (軽症)	●$FEV_{1.0}/FVC < 70\%$ ●$FEV_{1.0} \geq 80\%$予測値	
II期 (中等症)	●$FEV_{1.0}/FVC < 70\%$ ●$50\% \leq FEV_{1.0} < 80\%$予測値	
III期 (重症)	●$FEV_{1.0}/FVC < 70\%$ ●$30\% \leq FEV_{1.0} < 50\%$予測値	II期からは、呼吸リハビリテーション(患者教育・運動療法・栄養管理)
IV期 (最重症)	●$FEV_{1.0}/FVC < 70\%$ ●$FEV_{1.0} < 30\%$予測値あるいは、$FEV_{1.0} < 50\%$予測値かつ呼吸不全合併	

※ $FEV_{1.0}$値は原則として気管支拡張薬投与後の値を用いる

酸素療法

		酸素流量 (L/分)	吸入酸素濃度 (%)
鼻カニューレ		1	24
		2	28
		3	32
		4	36
		5	40
		6	44
簡易酸素マスク (フェイスマスク)		5〜6	40
		6〜7	50
		7〜8	60
ベンチュリマスク	青	2〜4	24
	黄	4	26
	白	4〜8	31
	ピンク	6〜12	40
	オレンジ	8〜14	50
リザーバ付マスク		6	60
		7	70
		8	80
		9	90
		10	90〜

*吸入酸素濃度（%）は調整値であり、対象者の呼吸パターンによって変動する

[リザーバ式カニューレ（オキシマイザー）]

酸素減少率が低く、少ない酸素流量で効率よく酸素供給ができる。ノーマルタイプとペンダントタイプがある。

リザーバ式カニューレ	1 L/分	3 L/分	5 L/分
連続酸素流量	3 L/分	5.5 L/分	7.5 L/分

評価・治療

人工呼吸器に関連した数式

一回換気量

一回換気量(mL) = 体重(kg) × 10

1分間の呼吸数

呼吸数(回/分) = 分時換気量(mL) ÷ 一回換気量(mL)

有効肺胞換気量

有効肺胞換気量(mL/分) = 呼吸数(回/分) × (分時換気量(mL) ÷ 呼吸数(回/分) − 75)

Memo

■ 酸素ボンベの残量（500L の場合）

残量 (L) ＝ 減圧弁の残量 (kg/cm^2) *1 ÷ 150 *2 (kg/cm^2) × ボンベの充填ガス容量 (500 L)

*1 酸素ボンベの圧力計がさしてる数値
*2 500L の場合、満タンで 150 kg/cm^2

■ 酸素ボンベの残使用可能時間

使用可能時間 (分) ＝ 残量 (L) ÷ 指示量 (L/ 分)

■ 使用可能時間の目安（500L の場合）

	ボンベの圧力（kg/cm^2）					
	140	120	100	80	60	40
0.5	747	640	533	427	320	213
1	373	320	267	213	160	107
2	187	160	133	107	80	53
3	124	107	89	71	53	36
4	93	80	67	53	40	27
5	75	64	53	43	32	21
6	62	53	44	36	27	18
7	53	46	38	30	23	15
8	47	40	33	27	20	13
9	41	36	30	24	18	12
10	37	32	27	21	16	11

酸素流量（L/ 分）

（分）

＊計算値に安全率 80% を掛けた値であり、あくまでも目安です

人工呼吸器モード

換気モード

CMV (continuous mandatory ventilation)
強制換気がすべて。患者は自発呼吸せず受動的に呼吸するのみ

ACV (assist-control ventilation)
すべての自発呼吸に同調して、強制換気と補助を行う。自発呼吸がない場合は、あらかじめ設定された回数だけ強制換気が行われる

SIMV (synchronized intermittent mandatory ventilation)
患者の吸気努力を感知して、設定回数分の強制換気を行う。自発呼吸がない場合は、あらかじめ設定された回数だけ強制換気が行われる

CPAP (continuous positive airway pressure)
吸気・呼気共に、持続的に一定の圧をかける

biPAP (bilevel positive airway pressure)
吸気時と呼気時の陽圧を設定し、吸気時の換気補助だけでなく、呼気時の気道虚脱を防ぐ。必ずしも24時間使用しなくてもよく、会話や食事が可能

AVAPS (average bolume-assured pressure support)
あらかじめ設定された気道内圧の範囲内で換気量を制御し、目標となる一回換気量を達成する

ASV (adaptive support ventilation)
吸気フローをモニターし、減弱すると自動的に速やかに呼気圧を高め、換気量を維持する

■ 強制換気の種類

VCV または 量規定	(volume control ventilation)	一回換気量を規定する。換気量が増大することで気道内圧が上昇する可能性があり、モニターが必要
PCV または 圧規定	(pressure control ventilation)	吸気時の気道内圧を規定する。一回換気量が保障されないことがあるため、モニターが必要

■ 自発呼吸に対するサポート

PSV	(pressure support ventilation)	患者の吸気時に一定の気道内圧をかけ、自発呼吸を補助する。自発呼吸が出てきた段階で SIMV や CPAP と併せて用いることが多い
PEEP	(positive end-airway pressure)	換気時に、換気補助をする。呼吸終末でのみ、圧をかける

[人工呼吸モード設定の流れ]

換気モード選択　　挿管　　強制換気選択

CMV　　　　　　　　　　　　VCV または PCV
ACV　　　調整換気
SIMV
biPAP　　　　　　自発呼吸　　+/− PSV
CPAP　　　　　　　　　　　　+/− PEEP
　　　　　　　　抜管

①自発呼吸があるかどうかで、換気モードを選択
②患者の肺の状態によって、強制換気を **VCV** か **PCV** を選択
③自発呼吸の状態により、適宜換気モードを変更していく。また、自発呼吸の補助として、**PSV** や **PEEP** を併用する場合がある

評価・治療

肝性脳症

昏睡度	精神症状	備考
I	睡眠-覚醒リズムの逆転。多幸気分、時に抑うつ状態。だらしなく、気にとめない態度	後になってからしか判定できないことが多い
II	指南力（時、場所）障害、物を取り違える。異常行動（例：お金をまく、化粧品をごみ箱に捨てる）。時に傾眠状態（普通の呼びかけで開眼し、会話ができる）。無礼な言動があったりするが、医師の指示に従う	興奮状態がない。尿・便失禁がない。羽ばたき振戦あり
III	しばしば興奮状態またはせん妄状態を伴い、反抗的態度をみせる。嗜眠傾向（ほとんど眠っている）。外的刺激で開眼しうるが、医師の指示に従わない、または従えない（簡単な命令には応じえる）	羽ばたき振戦あり（患者の協力が得られる場合）。指南力は高度に障害
IV	昏睡（完全な意識の消失）痛み刺激に反応する	刺激に対して払いのけるたり、顔をしかめたりする
V	深昏睡。痛み刺激にもまったく反応しない	

（犬山シンポジウム、1981年より）

イレウス

	複雑性（絞扼性）	単純性（閉塞性）	麻痺性
発症	急性	緩徐	緩徐
腹痛	激烈、疝痛～持続痛	高度	軽度
圧痛	中～高度	中～高度	軽度
腸音	亢進～減弱	亢進	減弱
発熱	あり	なし	なし
腸管ガス	必ずしも多くない	多い	著明
嘔吐	早期からあり	さまざま	遅い
主な原因	癒着・絞扼 嵌頓ヘルニア 腸重積	癒着 腸軸捻転	汎発性腹膜炎 開腹術後 腹部打撲

嵌頓ヘルニア
腹膜

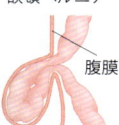

腸軸捻転

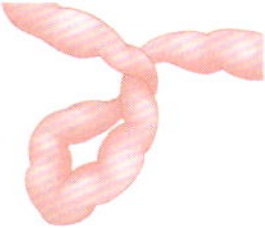

癒着・絞扼
索状物

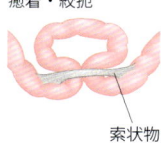

腸重積
うっ血

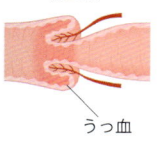

評価・治療

消化器ストーマ

	便の状態	自己排便	灌注排便（洗腸）
回腸	水様便	○	×
上行結腸	水様便～泥状便	○	×
横行結腸	泥状～軟便	○	×
下行結腸	軟便～固形便	○	○*
S状結腸	固形便	○	○*

＊体調不良のとき、化学療法や放射線療法を実施時、ストーマ合併症があるとき、身体機能が低下したときは、灌注排便法を中止する

回腸ストーマ　　上行結腸ストーマ 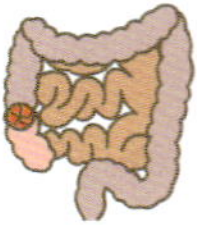　　横行結腸ストーマ

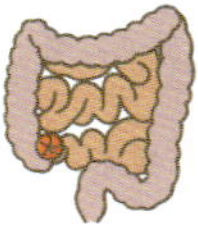

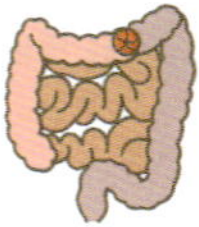

下行結腸ストーマ 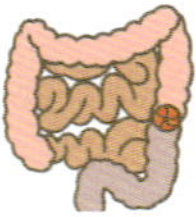　　S状結腸ストーマ

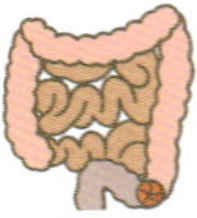

<観察項目>
色（通常はピンク色）と大きさ　　出血の有無
浮腫の有無　　皮膚の様子
排泄状況（量、性状など）

糖尿病

成人血糖コントロールの指標と評価

		HbA1c* (％)	空腹時血糖値 (mg/dL)	食後2時間血糖値 (mg/dL)
優		6.2 未満 (5.8 未満)	80～120 未満	80～140 未満
良		6.2～6.9 未満 (5.8～6.5 未満)	110～130 未満	140～180 未満
可	不十分	6.9～7.4 未満 (6.5～7.0 未満)	130～160 未満	180～220 未満
	不良	7.4～8.4 未満 (7.0～8.0 未満)		
不可		8.4 以上 (8.0 以上)	160 以上	220 以上

*上段は国際標準値（NGSP）、下段（　）内は JDS
（日本糖尿病学会・編：糖尿病治療ガイドライン 2012-2013. p.25, 文光堂, 2012 より引用改変）

シックデイ時の対応

水　分	●1 L 以上摂取することが望ましい ●来院時に、生理食塩水 1～1.5 L を点滴静注する）
炭水化物	●口当たりのよく、消化のよいものを選んで摂取する（100～150 g 以上を摂取することが望ましい ●絶食は避ける

評価・治療

■ 低血糖時の対応

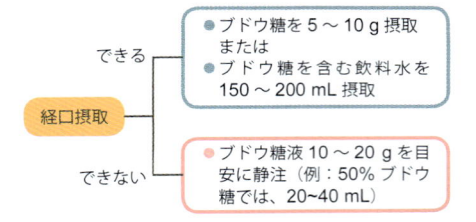

経口摂取
- できる
  - ブドウ糖を 5 〜 10 g 摂取
  - または
  - ブドウ糖を含む飲料水を 150 〜 200 mL 摂取
- できない
  - ブドウ糖液 10 〜 20 g を目安に静注(例:50% ブドウ糖では、20〜40 mL)

■ 合併頻度の高い感染症

	主な疾患
呼吸器感染症	肺炎、肺膿瘍、肺結核
尿路感染症	膀胱炎、腎盂腎炎、腎膿瘍
皮膚・軟部組織・骨間腺症	壊死性筋膜炎、蜂窩織炎
その他	外耳道の炎症、虫歯、歯周病

Memo

糖尿病性腎症

病期分類

	臨床的特徴	
	蛋白尿（アルブミン）	GFR
第1期 （腎症前期）	正常	正常 ときに高値
第2期 （早期腎症期）	微量アルブミン尿	
第3期A （顕性腎症前期）	持続性蛋白尿 1 g/日未満	60 mL/分以上
第3期B （顕性腎症後期）	持続性蛋白尿 1 g/日以上	60 mL/分未満
第4期 （腎不全期）		著明低下（sCr上昇）
第5期 （透析療法期）	透析療法中	

評価・治療

慢性腎臓病（CKD）

慢性腎臓病の定義と分類

1．腎障害の存在が明らか
（1）蛋白尿の存在、または
（2）蛋白尿以外の異常
　　　病理、画像診断、検査（検尿／血液）など、腎障害の存在が明らか

2．GFR < 60 mL/min/1.73 m^2

病期	定義	GFR < 60 (mL/min/1.73m^2)
1	腎症はあるが、機能は正常以上	≧ 90
2	軽度低下	60 〜 89
3	中等度低下	30 〜 59
4	高度低下	15 〜 29
5	腎不全	< 15

病期（ステージ）分類において移植患者の場合は T を、ステージ 5 で透析を受けている場合は D をつける

> 定義：上記の 1、2 いずれか、または両方が
> 3 か月間以上持続する。

（K/DOQI-KDIGO ガイドラインより）

生活指導

	生活一般	食事			
		総エネルギー (kcal/kg/日)	たんぱく質 (g/kg体重/日)	食塩相当量[*1] (g/日)	カリウム (g/日)
第1期 (腎症前期)	普通生活	25〜30		制限せず	制限せず
第2期 (早期腎症期)	普通生活	25〜30	1.0〜1.2	制限せず	制限せず
第3期A (顕性腎症前期)	普通生活	25〜30	0.8〜1.0	7〜8	制限せず
第3期B (顕性腎症後期)	軽度制限	30〜35	0.8〜1.0	7〜8	軽度制限
第4期 (腎不全期)	制限	30〜35	0.6〜0.8	5〜7	1.5未満
第5期 (透析療法期)	軽度制限。疲労の残らない範囲の生活	HD[*2] 35〜40	1.0〜1.2	7〜8	1.5未満
		CAPD[*2]	1.1〜1.3	8〜10	軽度制限

[*1] 高血圧合併症では6g/日未満が推奨される
[*2] 血液透析(HD)、持続式腹膜透析(CAPD)患者は異化作用が亢進しているため、総エネルギー摂取量は通常の糖尿病治療より若干多くなっている。CAPD患者では、腹膜透析中のブドウ糖が腹膜より一部吸収される

(日本糖尿病学会・編:糖尿病治療ガイド2012-2013. pp.78-79, 文光堂, 2012より引用改変)

評価・治療

腹膜透析と血液透析

腹膜透析

特徴

- 腹膜カテーテル留置の手術が必要
- 透析液の交換は、自宅や職場で1日3〜4回行う
- 通院は月に1〜2回で、社会復帰が容易
- 基本的に自分で治療を行うが、不潔操作による腹膜炎の危険性がある
- 心臓への負担が小さく、腎機能を長期保存できる
- 長期継続すると、被嚢性腹膜硬化症になる可能性が高く、治療開始5〜8年で血液透析に移行する必要がある

血液透析

特徴

- 内シャントや人工血管移植など、ブラッドアクセスを作成する手術が必要
- 透析液の交換は、基本的に通院(週2〜3回、1回3〜4時間)で行う
- 治療は病院スタッフに依存できる
- 恒久的な治療が可能
- 腹膜透析と比較すると、体液量の管理が容易

図:透析液／肝臓／大網／腹腔カテーテル／腹膜／腹腔／膀胱／排液

評価・治療

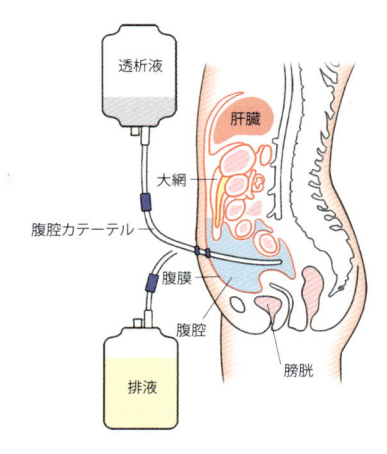

■ 連続携行式腹膜透析(CAPD)の合併症

	症状	原因
カテーテル感染症	カテーテル出口部やトンネル部の発赤・発疹・痛み・排膿など	透析液交換時の不潔操作
CAPD腹膜炎	腹痛、発熱、悪心、嘔吐、下痢、腹膜透析液の排液の混濁など	透析液交換時の不潔操作、コネクターの接続不良、カテーテル挿入部・トンネル部感染の波及など
腹膜硬化症	嘔吐、腹痛、食欲不振、発熱	腹膜炎などを繰り返すことによって生じる

■ 透析患者に対する食事規準

1日量	血液透析（週3回）	CAPD
エネルギー (kcal/kg)[*1]	27～39	27～39
たんぱく質 (g/kg)[*1]	1.0～1.2	1.1～1.3
食塩（g）	6未満	尿量（L）× 5 + PD除水（L）× 7.5
水分（mL）	できるだけ少なく 15mL/kgDW/日 以下	尿量＋除水量
K（g）	2.0以下	制限なし[*2]
P（mg）	たんぱく質（g）× 15以下	

[*1] 厚生労働省策定の「日本人の食事摂取基準（2005年版）」と同一とする。性別年齢身体活動レベルにより推定エネルギー必要量は異なる
[*2] 高カリウム血症では血液透析と同様に制限

［略語］CAPD：持続携行式腹膜透析、PD：腹膜透析、DW：ドライウェイト
（腎疾患の食事療法ガイドライン改訂委員会：慢性腎臓病に対する食事療法基準 2007年版より）

血液透析中の体重増加量
　透析間隔が中1日の場合 ⇒ 基礎体重の3％以内
　透析間隔が中2日の場合 ⇒ 基礎体重の5％以内
が望ましい。

尿路ストーマ

	ストーマ	カテーテル	蓄尿機能
尿管皮膚瘻	あり	不要	なし
回腸導管	あり	不要	なし
自己導尿型尿路変更	あり	必要	なし
自排尿型代用膀胱	不要	不要	あり

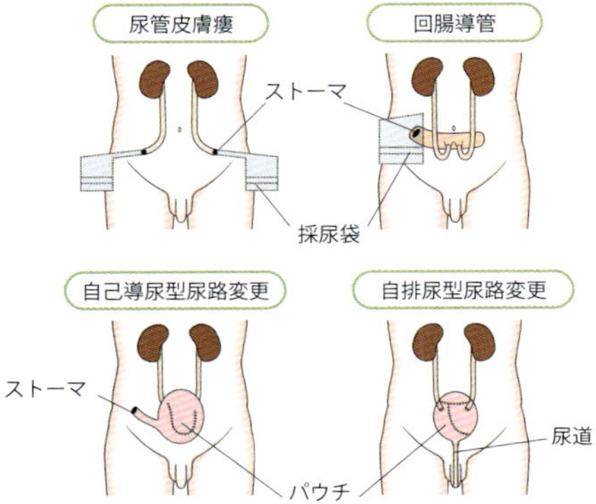

尿管皮膚瘻
ストーマ
採尿袋

回腸導管

自己導尿型尿路変更
ストーマ
パウチ

自排尿型尿路変更
尿道

評価・治療

<スキントラブルの主な原因>
排泄物の皮膚への接触（特に回腸ストーマ）
装具の交換期間が長い
面板・テープによる表皮剥離
皮膚保護剤や粘着剤によるアレルギー
副腎皮質ステロイド薬の副作用

尿道留置カテーテル

適応	●尿閉（前立腺肥大症や神経因性膀胱による）
使用カテーテル	●2 way 尿道留置カテーテル ●3 way 尿道留置カテーテル ●血尿用尿道留置カテーテル ●＜サイズ＞ 小児:6Fr〜10Fr、成人:12Fr〜18Fr。血尿が強い、術後持続灌流の際は 20Fr 以上
挿入の実際	（例：男性の場合） ①患者さんを仰臥位に ②陰茎や尿道を圧迫しないよう把持 ③外尿道よりゼリーを注入 ④尿道留置カテーテルを挿入 ⑤尿がカテーテルより排出されたことを確認 ⑥バルーンを膨らませ、固定
患者指導	●合併症として結石形成、膀胱炎があり、十分な水分摂取指示 ●カテーテルの屈曲に注意（カテーテル周囲からのわき漏れの原因） ●交換は基本的には 1 か月ごと

(菊地栄次・編：すぐ調泌尿器. p.53, 2012, 医学書院より引用一部改変)

2 way カテーテル
（チーマン型）

3 way カテーテル
（フォーリー型）

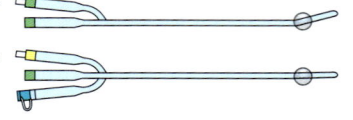

嚥下と誤嚥

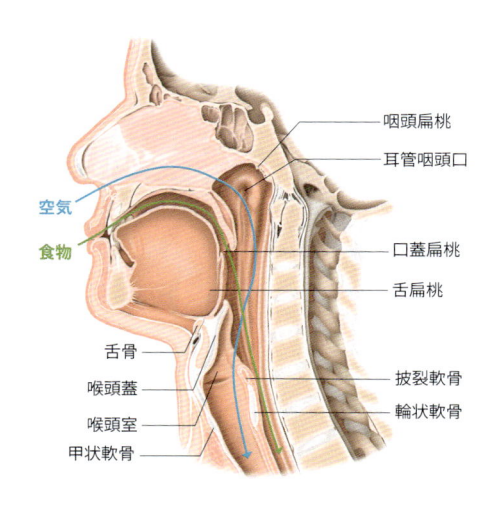

空気
食物

- 咽頭扁桃
- 耳管咽頭口
- 口蓋扁桃
- 舌扁桃
- 披裂軟骨
- 輪状軟骨

- 舌骨
- 喉頭蓋
- 喉頭室
- 甲状軟骨

評価・治療

51

■ 嚥下の流れ

1 先行期
飲食物の形や量、質などを認識し、口に運ぶ

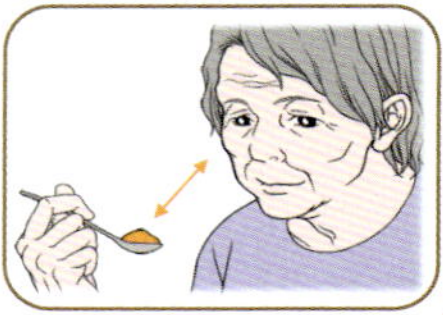

2 準備期
飲食物を咀嚼し、飲み込みやすい形状にする

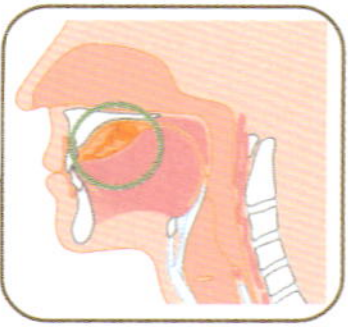

3 口腔期
口腔から咽頭に送り込む

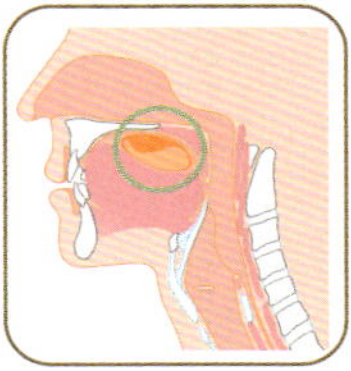

4 咽頭期
咽頭から食道に送り込む

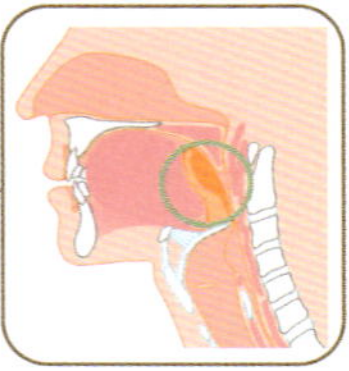

5 食道期
食道から胃に送り込む

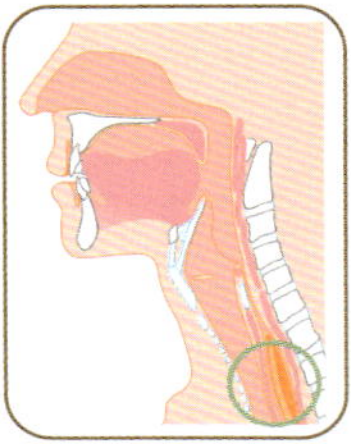

■ 嚥下機能の評価

● 反復唾液飲みテスト（RSST）の判定基準
口腔内を湿らせた後、空嚥下を 30 秒間繰り返す。

良好	30 秒間に 3 回以上
不良	30 秒間に 2 回以下

● 改訂水飲みテスト（MWST）の判定基準
冷水 3 mL を嚥下させる。

1 点	嚥下なし、むせまたは呼吸変化を伴う
2 点	嚥下あり、呼吸変化を伴う
3 点	嚥下あり、呼吸変化はないが、むせあるいは湿性嗄声を伴う
4 点	嚥下あり、呼吸変化なし、むせ、湿性嗄声なし
5 点	4 点に加え、追加嚥下運動（空嚥下）が 30 秒以内に 2 回以上可能

● フードテストの判定基準
小さじ1杯（3〜4g）のプリンや粥、液状食品などを嚥下させて、その状態を観察する。

1 点	嚥下なし、むせまたは呼吸変化を伴う
2 点	嚥下あり、呼吸変化を伴う
3 点	嚥下あり、呼吸変化はないが、むせあるいは湿性嗄声や口腔内残留を伴う
4 点	嚥下あり、呼吸変化なし、むせ、湿性嗄声なし、追加嚥下で口腔内残留は消失
5 点	4 点に加え、追加嚥下運動（空嚥下）が 30 秒以内に 2 回以上可能

評価・治療

■ 誤嚥の予防

	観察ポイント	対応・対策
食前	●声の大きさ、言葉の明瞭さ、鼻声・喘鳴はないか ●流涎（よだれ）はないか ●口唇は閉じられるか ●顔がこわばっていないか ●猫背姿勢で座っていないか	●スプーンを舌にあてるように入れ、スプーンの底を上唇で拭うように引き抜く。コップの場合は、器の外側を下唇に ●蒸しタオルなどを使った顔のマッサージ ●背中をまっすぐ伸ばして座ってもらう
食事中・食後	●むせはないか（どんな食物でむせるのか） ●食物をこぼしていないか ●味はわかるか ●喉に食物が残る感じや、痰がからむ感じがないか ⇒喉頭蓋谷・梨状窩・咽頭前庭に食物残渣が貯留	●嚥下後、そのつど咳払いや空嚥下をする ●嚥下時に、甲状軟骨の下部を数秒間指で軽くつまむ ●頸部前屈位（30°ギャッチアップ、枕の使用など） ●食物形態の工夫（とろみ食など） ●頸部聴診で、残留物の有無を確認 ●食事中の体位の工夫
口腔内	●口腔内が清潔に保たれているか（食事の前後で確認）	●口腔磨き、入れ歯磨きの指導
入眠中	●入眠中にせき込んで目を覚ましていないか ⇒胃の内容物が食道を逆流することがある	●10°～30°程度のギャッチアップ
全身状態	●栄養不足、脱水、発熱、食物や水分摂取量が減少していないか ⇒飲み込みが悪い場合、食事にエネルギーを消耗して食事量が減る	●血圧・脈拍・体温・体重の計測 ●胸部の聴診による呼吸音の観察 ●血液データの評価

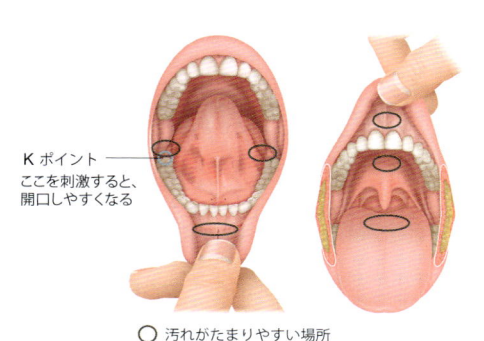

Kポイント
ここを刺激すると、開口しやすくなる

○ 汚れがたまりやすい場所
このほか、歯が抜けているところ、義歯内面・金属部分など

■ 誤嚥性肺炎の徴候

	症状・観察ポイント
食事中	● 咳嗽 ● 呼吸状態の悪化、呼吸困難 ● 食事・水分摂取量の低下
口腔内	● 経管栄養中の患者の口から甘い臭いがする ● 痰の増加 ● 黄色っぽい痰
全身状態	● 呼吸数増加 ● 胸部聴診：湿性ラ音（肺下葉、特に右背側） ● 頸部聴診：振動音 ● 頻脈 ● 血圧低下 ● SpO_2：低下 ● 発動性の低下（元気がない、発語が減るなど） ● チアノーゼ

＊初期には、発熱や呼吸困難などの症状がみられないことも多い

評価・治療

■ 主な嚥下訓練

嚥下体操	頸部のリラクゼーションや咽頭周囲筋の運動促進させるために行う。頸部、肩、顔面、舌の運動などがある
構音訓練	口腔期の運動改善を目的に行う。"パ"、"タ"、"カ"、"ラ"などの音を、一息で1回ずつ発声したり、一息で5回連続して発声したりする
発声訓練	音量・発声の持続や、咽頭閉鎖を改善するために行う。一つの音を10秒程度持続発声してもらう
喉のアイスマッサージ	嚥下反射（飲み込みの反射）の誘発を目的とする。凍らせた綿棒や冷水に浸した咽頭鏡などで、舌から軟口蓋、そして奥舌に向かって左右に往復しながら触れていく
頭部挙上訓練	食道入口部を開大させると同時に、咽頭挙上筋群の筋力を強化する。仰臥位をとり、両肩を床面につけたまま足のつま先を見るように頭部のみを挙上させる
呼吸訓練	呼気筋の筋力を増強し、呼気持続を延長するために行う。腹式呼吸の指導、口すぼめ呼吸の指導、体位排痰法、胸の動きを改善させる運動、介助呼吸法などがある

Memo

....

....

....

栄養に関連した数式

Grant の予測体重 (kg)

男性:
上腕囲(cm) × 0.98 + ふくらはぎ周囲(cm) × 1.27
+ 肩甲骨顆部皮下脂肪厚(cm) × 0.40 + 膝高(cm) × 0.87 − 62.35

女性:
上腕囲(cm) × 7.13 + ふくらはぎ周囲(cm) × 0.98
+ 肩甲骨顆部皮下脂肪厚(cm) × 0.37 + 膝高(cm) × 1.16 − 81.69

必要エネルギー (kcal/日)

基礎代謝消費量(BEE) × 活動係数 × ストレス係数

活動係数
- ベッド上:1.0 ~ 1.2
- 室内移動あり:1.3 ~ 1.5
- 外出・通所:1.8 ~ 1.8

ストレス係数
- ストレスなし:1.0
- 手術退院後:1.2
- 骨折:1.3
- 感染症:1.2(軽) 1.5(中)
- 癌:1.2
- 褥瘡:1.4

〔Hariss-Benedict の式〕

男性:
66.47 + 体重(kg) × 13.75 + 身長(cm) × 5.0 − 年齢 × 6.57

女性:
66.51 + 体重(kg) × 9.56 + 身長(cm) × 1.85 − 年齢 × 4.68

評価・治療

■ 低栄養の指標

	低栄養の指標
体重減少率	1か月で5% 半年で10%
BMI	18.5 未満
血清アルブミン値	3.5 g/dL 未満

体重減少率 = (ABW − UBW) ÷ UBW × 100

ABW (actual body weight):現体重
UBW (usual body weight):平常時体重。6〜12か月安定している体重

Memo

食品の成分

主な食品のエネルギー量

	エネルギー量の目安（kcal）	
穀類・麺類	ごはん 1 膳（140 g）	235
	おにぎり 1 個	180
	カレーライス（ポーク）	720
	うどん 1 玉（140 g）	265
	そうめん 1 束（50 g）	127
パン類・イモ類	食パン 6 枚切り 1 枚 （60 g）	158
	ロールパン 1 個（30 g）	94
	焼きいも 1/2 本（100 g）	163
卵・乳製品・大豆製品	無糖ヨーグルト小カップ 1 個（80g）	50
	ゆで卵（M サイズ）	75
	木綿豆腐 1/3 丁	80
	納豆（40 g）	72
	牛乳（200 cc）	134
魚介類	さば（焼き、100 g）	370
	うなぎ蒲焼（100 g）	293
	さんま 1 尾（焼き、140 g）	419
	あじ 1 切れ（80 g）	149
肉　類	ハンバーグ（100g）	223
	とりモモ皮つき（焼き、100 g）	229
	ウインナー 2 本（40 g）	128
野菜・フルーツ	トマト 1 個（100 g）	19
	ほうれん草 1/3 束　（ゆで、70 g）	18
	みかん中 1 個（100 g）	46
	いちご大 5 粒　（100 g）	34
	かき小 1 個（120g）	85
	バナナ 1 本（100 g）	112
調味料	マヨネーズ小さじ 1	35
	ケチャップ小さじ 1	6
	和風ドレッシング小さじ 1	4

評価・治療

59

主な食品のたんぱく質含有量

*脂肪なし

	0〜10 g		11 g〜	
穀類・イモ類	食パン6枚切り1枚 (60 g) 米飯1杯 (160 g) さつまいも1/2本 (100 g)	5.5 9.7 1.2		
卵・乳製品・大豆製品	無糖ヨーグルト 小カップ1個(80g) プロセスチーズ1切れ (20g) 卵1個 (Mサイズ) 木綿豆腐1/3丁 (100g) 納豆 (40g) 牛乳 (200cc)	2.8 4.5 6.2 6.6 6.6 6.6		
魚介類	あさり (100g) ししゃも1尾(15g)	6.0 3.2	あじ1切れ (80g) 生さけ1切れ(80g) まぐろ口赤身(80g) さんま1尾 (140g)	16.6 18.0 21.1 25.9
肉類 (100g)			豚ばら 豚かたロース* 牛レバー とりささみ	14.2 17.8 19.6 24.6
野菜・フルーツ	トマト1個 (100g) ブロッコリー1房 (30g) ほうれん草1/3束 (70g)	0.7 1.3 1.5		

■ 主な食品の塩分含有量

	塩分含有量
食パン 6枚きり1枚(60 g)	0.8 g
あじの干物 中1枚 (60 g)	1.3 g
ウインナー1本 (20 g)	0.4 g
ベーコン1枚 (20 g)	0.4 g
ロースハム1枚 (20 g)	0.5 g
ざーさい (20 g)	2.7 g
こんぶ佃煮 (20 g)	1.5 g
梅干1個 (15 g)	1〜3 g

■ 塩分1gの目安

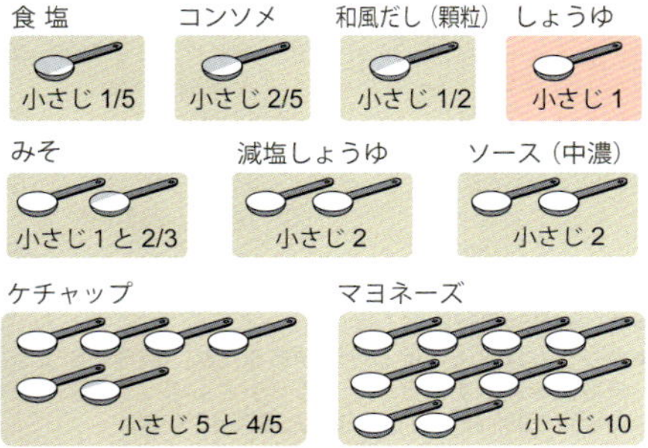

食塩　小さじ1/5
コンソメ　小さじ2/5
和風だし（顆粒）　小さじ1/2
しょうゆ　小さじ1

みそ　小さじ1と2/3
減塩しょうゆ　小さじ2
ソース（中濃）　小さじ2

ケチャップ　小さじ5と4/5
マヨネーズ　小さじ10

- しょうゆに比べ、ソース・減塩しょうゆは塩分が半分
- ケチャップやマヨネーズはさらに塩分が少ない

評価・治療

■ 主な食品のカリウム含有量

*脂肪なし

	0〜200 mg		201 mg〜	
穀類・イモ類	米飯1杯（140 g） 食パン6枚切り1枚（60 g）	40 58	さつまいも1/2個（100 g） さといも3個（100 g）	470 640
卵・乳製品・大豆製品	卵1個（Mサイズ） 木綿豆腐1/3丁（100 g） 無糖ヨーグルト小カップ1個(80g)	65 140 136	納豆（40 g） 牛乳（200 cc）	264 300
魚介類	生さけ1切れ(80 g) まいわし1匹(50 g)	140 155	いか刺身（100 g） あじ1切れ（80 g） うなぎ蒲焼（100 g）	270 300 300
肉類（100 g）	とり手羽	180	和牛かたロース* 豚モモ* とりささみ	210 360 420
野菜・フルーツ	ピーマン1個(30 g) ブロッコリー1房（30 g） ごぼう（50 g） いちご大5粒（100 g） きゅうり1本（100 g）	57 108 160 170 200	トマト1個(100 g) かぼちゃ1かけ（50 g） だいこん（100 g） バナナ1本（100 g） ほうれん草1/3束（70 g）	210 225 230 360 483

- 特に野菜や果物に多く含まれる
- カリウムは水に溶ける性質があるため、調理法によって摂取量を減らすことができる（小さく切って水にさらした場合10%減、茹でこぼした場合40%減）
- 調理法によって摂取を半分以下にすることは難しい

■ 主な食品のリン含有量

*脂肪なし

	0 〜 200 mg		201 mg 〜	
穀類・イモ類	米飯 1 杯（160 g） 食パン 6 枚切り 1 枚 　（60 g）	47 50		
卵・乳製品・大豆製品	納豆（40 g） 卵 1 個（M サイズ） 木綿豆腐 1/3 丁 　（100 g） 無糖ヨーグルト 　小カップ 1 個（80g） プロセスチーズ 1 切れ 　（20 g） 牛乳（200 cc）	76 90 110 80 150 186		
魚介類	あさり（100 g） ぶり 1 切れ（70 g） たこ（100 g） あじ 1 切れ（80 g）	85 140 160 180	まぐろ口赤身（80 g） さんま 1 尾（140 g） いか（100 g） うなぎ蒲焼（100 g）	220 250 280 300
肉類 (100g)	和牛かたロース* 和牛モモ* 豚かた* とりモモ皮なし とりささみ	120 170 190 200 200	豚ヒレ とりレバー 豚レバー	230 300 340

- 魚介類、乳製品に多く含まれる
- たんぱく質の多い食品は、リンも多く含まれる
- レトルト食品、加工食品に添加物として使用されていることがあるため、要注意

評価・治療

在宅での栄養投与ルート

■ 栄養投与ルートの種類

● 経腸栄養（EN）：消化管が機能している場合

経鼻栄養	● 食道癌 ● クローン病、潰瘍性大腸炎悪化時、急性膵炎などで、消化吸収不良があるとき ● 肝障害で血漿中のフィッシャー比が低下しているときや、肝硬変・肝癌などで肝性脳症があるとき ● 輸液期間は6週間以内
胃瘻・腸瘻	● 6週間以上の経腸栄養が必要な場合

● 経静脈栄養（PN）：消化管が機能していない場合

末梢静脈栄養 （PPN）	● 栄養状態を維持するために必要な場合 ● 輸液期間は2週間以内
中心静脈栄養 （TPN）	● 消化管手術後の縫合不全 ● 出血部位のわからない消化管出血 ● 肝性脳症発症時など

■ PNにおける体外式カテーテル法と埋込み式カテーテル法

	メリット	デメリット
体外式	● 逆行性感染が予防できる ● 輸液の交換、接続時に痛みを伴わない ● 開始が容易	● 外見上、目立つ ● 入浴時の保護テープが必要 ● 人によってテープかぶれなどを起こしやすい ● 挿入部からの感染の危険がある

	メリット	デメリット
埋込み式	●カテーテルの露出が少ない ●入浴時のカテーテルの保護や定期的なガーゼ交換が不要 ●外因的な要因で感染を起こしにくい ●ヘパリンロックが不要 ●血管確保が容易	●穿刺時に痛みを伴う ●穿刺時の操作手順によって皮下への漏れ、ポート部の破損の恐れがある ●定期的にポートのシリコンゴムの入れ替え手術が必要 ●脂肪厚によって、皮膚の壊死を起こすことがある

■ 経鼻栄養チューブの種類

		使用目的
太さ	5〜8 Fr	消化態栄養剤、成分栄養剤を使用する場合
	10〜12 Fr	半消化態栄養剤を使用する場合(ポンプ使用下では、5〜8 Frでもよい)
長さ	70〜90 cm	胃にチューブの先端を置くとき
	90〜120 cm	空腸にチューブの先端を置くとき

材質	特徴
ポリ塩化ビニル	●コシがあり挿入しやすい ●患者が異物感を感じやすい ●胃液、腸液で変性しやすい ●長期留置時には、チューブが固くなりやすい
ポリウレタン、シリコン	●やわらかく挿入しやすい ●患者の異物感は少ない ●胃液、腸液の変性は少ない ●長期留置時には、つまりが生じやすい ●シリコンは、チューブが肉厚のため、外径が同じでも内径は狭い

評価・治療

皮疹

■ **斑**：隆起がなく、色調が変化した状態

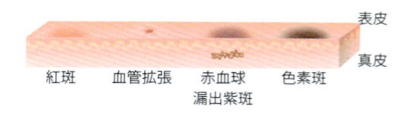

　　紅斑　　血管拡張　　赤血球　　色素斑
　　　　　　　　　　　漏出紫斑

■ **膨疹**(ぼうしん)：一過性の限局性の浮腫。数時間で消失する

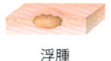

　　浮腫

■ **丘疹**(きゅうしん)：直径1cm以下で限局性に隆起したもの
■ **結節**：直径1cm以上の隆起で、丘疹より大きなもの

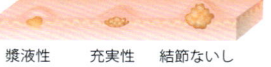

　　漿液性　　充実性　　結節ないし
　　丘疹　　　丘疹　　　腫瘤

■ **水疱**(すいほう)：透明な漿液が直径1cm以下の限局性の隆起
■ **膿疱**(のうほう)：水疱の内容物が黄色く濁り、膿性になったもの

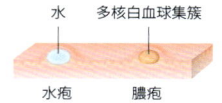

　水　　多核白血球集簇

　　水疱　　膿疱

■ **囊腫**：腺管が詰まり、液体成分などが袋状に溜まったもの

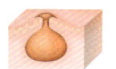

■ **びらん**：表皮の欠損。治癒後に瘢痕は残らない
　潰瘍：真皮または、皮下組織までの欠損。治癒後に瘢痕が残る

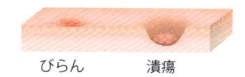

びらん　　潰瘍

■ **亀裂**：皮膚面の断裂。ひび、あかぎれ
　鱗屑：肥厚した角質が剝離し皮膚面に固着している状態
　痂皮：滲出した血液成分や膿などが固着したもの。かさぶた

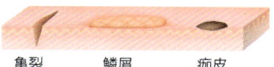

亀裂　　鱗屑　　痂皮

■ **胼胝**：限局性の角質肥厚。たこ
　膿瘍：真皮や皮下組織にうみがたまった状態
　　　　　　　　　　　　　多核白血球集簇

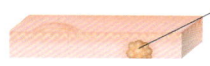

胼胝　　膿瘍

■ **瘢痕**：再生した真皮組織が肉芽組織で置き換えられたもの
　萎縮：表皮・真皮・皮下組織の構成成分の量的減少

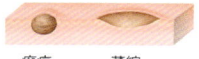

瘢痕　　萎縮

評価・治療

熱傷の深さと予後

	症状	予後	治療
第Ⅰ度 表皮熱傷	紅斑	数日で瘢痕を残さず治癒	**保存的**
第Ⅱ度 真皮浅層（浅達性）熱傷	水疱	1～2週間で治癒、軽度の色素脱失、色素沈着	**保存的**
真皮深層（深達性）熱傷	びらん	2～8週間で瘢痕治癒	保存的
第Ⅲ度 皮下熱傷	焼痂 壊死	2～4週間で焼痂が分離し、肉芽組織となる	植皮

＊在宅では、湯たんぽや電気アンカによる低温熱傷が多くみられる。

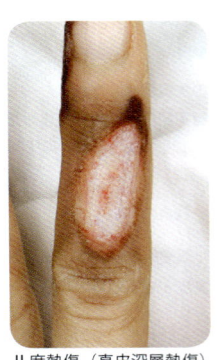

Ⅱ度熱傷（真皮深層熱傷）
（鈴木洋介・編：すぐ調 皮膚科. 医学書院, 2012より）

褥瘡

褥瘡のリスク評価

褥瘡危険要因点数表（OHスケール）

自力体位変換	できる 0点	どちらでもない 1.5点	できない 3点
病的骨突出 （仙骨部）	なし 0点	軽度・中度 1.5点	高度 3点
浮腫	なし 0点		あり 3点
関節拘縮	なし 0点		あり 1点

（日本褥瘡学会編集：褥瘡予防・管理ガイドライン．2009）

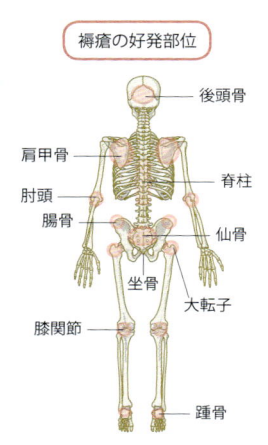

危険因子

0点	危険因子なし
1〜3点	軽度レベル
4〜6点	中等度レベル
7〜10点	高度レベル

褥瘡の好発部位

- 後頭骨
- 肩甲骨
- 肘頭
- 腸骨
- 脊柱
- 仙骨
- 坐骨
- 大転子
- 膝関節
- 踵骨

評価・治療

■ 褥瘡の経過評価 － DESIGN-R

● Depth 深さ
創内の一番深い部分で評価し、改善に伴い創底が浅くなった場合、これと相応の深さとして評価

d	0	皮膚損傷	D	3	皮下組織までの損傷
	1	持続する発赤		4	皮下組織を越える損傷
	2	真皮までの損傷		5	関節腔、体腔に至る損傷
				U	深さ判定が不能

● Exudate 滲出液

e	0	なし	E	6	多量：1日2回以上のドレッシング交換を要する
	1	少量：毎日のドレッシング交換を要しない			
	3	中等量：1日1回ドレッシング交換を要する			

● Size 大きさ
皮膚損傷範囲を測定：長径（cm）×長径と直交する最大径（cm）

s	0	皮膚損傷なし	S	15	100以上
	3	4未満			
	6	4以上 16未満			
	8	16以上 36未満			
	9	36以上 64未満			
	12	64以上 100未満			

● Inflammation/Infection 炎症／感染

i	0	局所の炎症徴候なし	I	3	局所の明らかな感染徴候あり(炎症徴候、膿、悪臭など)
	1	局所の炎症徴候あり(創周囲の発赤、腫脹、熱感、疼痛)		9	全身的影響あり(発熱など)

● Granulation tissue 肉芽組織

g	0	治癒あるいは創が浅いため肉芽形成の評価ができない	G	4	良性肉芽が創面の10%以上50%未満
	1	良性肉芽が創面の90%以上		5	良性肉芽が、創面の10%未満
	3	良性肉芽が創面の50%以上90%未満		6	良性肉芽がまったく形成されていない

● Necrotic tissue （壊死組織）
混在している場合は、全体的に多い病態をもって評価する

n	0	壊死組織なし	N	3	柔らかい壊死組織あり
				6	硬く厚い密着した壊死組織あり

● Pocket （ポケット）
毎回同じ体位で、ポケット全周（潰瘍面も含め）長径（cm）×短径（cm）から潰瘍の大きさを差し引いたもの

p	0	ポケットなし	P	6	4未満
				9	4以上16未満
				12	16以上36未満
				24	36以上

＊不可さ（d、D）の得点は、合計点数に加えない。

（© 日本褥瘡学会 2008）

［記入例：D4-e3 s8 i1 G4 N3 P6：25（点）］

［深さのイメージ］

0　d1　d2　D3　D4, D5　U

成人の一次救命処置（BLS）

① 反応なし

　↓ 大声で叫び、応援を呼ぶ
　　緊急通報・AED/除細動器を依頼

② 呼吸をみる → 普段どおりの呼吸あり → **気道確保**
　　　　　　　　　　　　　　　　　　応援・ALSチームを待つ
　　　　　　　　　　　　　　　　　　回復体位を考慮する

③ 呼吸なし*

*死戦期呼吸は心停止として扱う

④ CPR
ただちに胸骨圧迫を開始する
- 強く（成人は少なくとも5cm、小児は胸の厚さの約1/3）
- 速く（少なくとも100回/分）
- 絶え間なく（中断を最小限にする）

人工呼吸ができる場合：**30:2**で胸骨圧迫に人工呼吸を加える
人工呼吸ができない、またはためらわれる場合：胸骨圧迫のみ

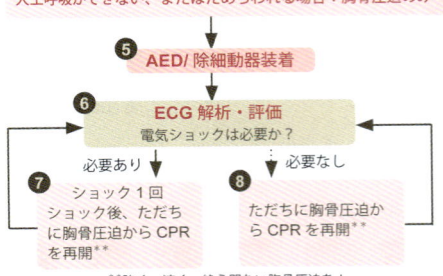

⑤ AED/除細動器装着

⑥ ECG解析・評価
電気ショックは必要か？

必要あり ↓　　　　　　　　　　　必要なし ↓

⑦ ショック1回　　　　　　　　**⑧** ただちに胸骨圧迫か
ショック後、ただち　　　　　　　らCPRを再開**
に胸骨圧迫からCPR
を再開**

**強く、速く、絶え間ない胸骨圧迫を！

ALSチームに引き継ぐまで、あるいは患者に正常な呼吸や目的の
あるしぐさが認められるまでCPRを続ける

(JRC蘇生ガイドライン2010より)

がん

活動状態の評価（ECOG スコア）

	活動内容
PS0	無症状で社会活動ができ、制限を受けることなく、発病前と同等に振る舞える
PS1	軽度の症状があり、肉体的労働は制限を受けるが、歩行、軽労働や坐業はできる（例：軽い家事、事務など）
PS2	歩行や身の回りのことはできるが、時に少し介助がいることもある。軽労働はできないが、日中の 50％以上は起居している
PS3	身の回りのある程度のことはできるが、しばしば介助がいり、日中の 50％以上は就床している
PS4	身の回りのことができず、常に介助がいり、終日就床を必要としている

[略語] PS：performance status

WHO がん疼痛ラダー

痛みの残存または増強 →

強オピオイド鎮痛薬
- モルヒネ
- フェンタニル
- オキシコドン

±非オピオイド鎮痛薬
±鎮痛補助薬

痛みの残存または増強 →

弱オピオイド鎮痛薬
- リン酸コデイン
  （オキシコドン少量投与）

±非オピオイド鎮痛薬
±鎮痛補助薬

非オピオイド鎮痛薬
- NSAIDs
- アセトアミノフェン

±鎮痛補助薬

評価・治療

高齢者の骨折

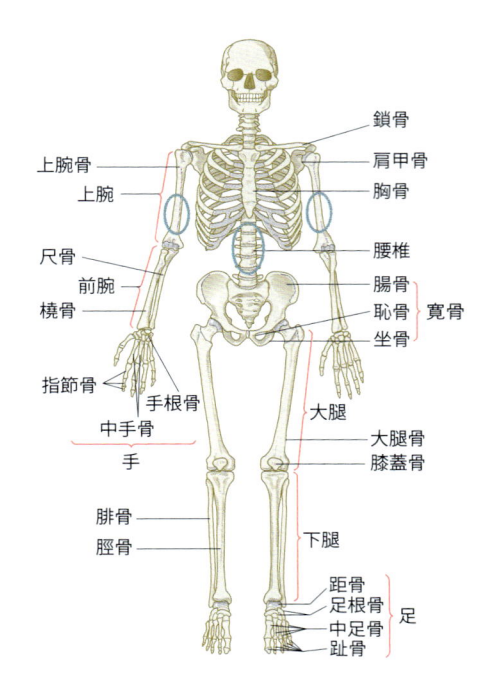

- 鎖骨
- 上腕骨
- 肩甲骨
- 上腕
- 胸骨
- 尺骨
- 腰椎
- 前腕
- 橈骨
- 腸骨
- 恥骨 ｝寛骨
- 坐骨
- 指節骨
- 手根骨
- 中手骨
- 手
- 大腿
- 大腿骨
- 膝蓋骨
- 腓骨
- 脛骨
- 下腿
- 距骨
- 足根骨 ｝足
- 中足骨
- 趾骨

○ 高齢者で骨折の起こりやすい部位

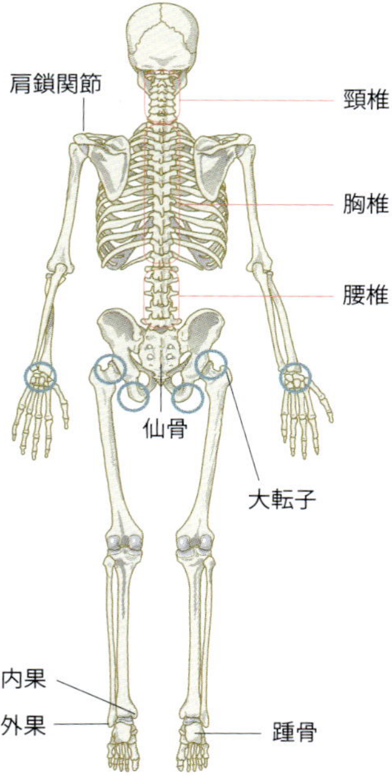

評価・治療

ADL の評価

機能的自立度評価表（FIM）

運動項目

セルフケア	●食事　　●更衣・上半身 ●整容　　●更衣・下半身 ●清拭　　●トイレ動作
排泄コントロール	●排尿管理　　●排便管理
移乗	●ベッド・椅子・車椅子　　●トイレ　　●浴槽・シャワー
移動	●歩行・車椅子　　●階段

認知項目

コミュニケーション	●理解表出
社会的認知	●社会的交流　　●記憶 ●問題解決

		介助者	手助け	見られる症状・行動例
7点	完全自立	不要	不要	自立
6点	修正自立	不要	不要	時間がかかる。装具や自助具が必要．安全性の配慮が必要
5点	監視・準備	必要	不要	監視・指示・促しが必要 *1
4点	最小介助	必要	必要	75%以上自分で行う *2
3点	中等度介助	必要	必要	50%以上75%未満自分で行う
2点	最大介助	必要	必要	25%以上50%未満自分で行う
1点	全介助	必要	必要	25%未満しか自分で行わない

*1 認知項目では、介助は10%未満
*2 認知項目では、5%以上90%未満自分で行う

■ 障害高齢者の日常生活自立度判定基準

生活自立	ランクJ	何らかの障害などを有するが、日常生活はほぼ自立しており、独力外出する ①交通機関等を利用して外出する ②隣近所へなら外出する
準寝たきり	ランクA	屋内での生活は概ね自立しているが、介助なしには外出しない ①介助により外出し、日中はほとんどベッドから離れて生活する ②外出の頻度が少なく、日中も寝たり起きたりの生活をしている
寝たきり	ランクB	屋内での生活は何らかの介助を要し、日中もベッド上での生活が主体であるが、座位を保つ ①車いすに移乗し、食事、排泄はベッドから離れて行う ②介助により車いすに移乗する
	ランクC	1日中ベッド上で過ごし、排泄、食事、着替において介助を要する ①自力で寝返りをうつ ②自力では寝返りもうたない

＊判定に当たっては、補装具や自助具等の器具を使用した状態であっても差し支えない

(平成3年11月18日 老健第102-2号 厚生省大臣官房老人保健福祉部長通知)

■ 認知症高齢者の日常生活自立度判定基準

	判断基準	見られる症状・行動例
I	なんらかの認知症を有するが、日常生活は家庭内や社会的にほぼ自立している	
II	日常生活に支障をきたすような症状・行動や意志疎通の困難さが多少みられても、誰かが注意していれば自立できる	
IIa	家庭外で上記IIの状態がみられる	たびたび道に迷うとか、買物や事務、金銭管理などそれまでできたことにミスが目立つなど
IIb	家庭内でも上記IIの状態がみられる	服薬管理ができない、電話の応対や訪問者との対応など一人で留守番ができないなど
III	日常生活に支障をきたすような症状・行動や意志疎通の困難さが見られ、介護を必要とする	
IIIa	日中を中心として、上記IIIの状態が見られる	着替え、食事、排便・排尿が上手にできない・時間がかかる
IIIb	夜間を中心として上記IIIの状態がみられる	やたらに物を口に入れる、物を拾い集める、徘徊、失禁、大声・奇声をあげる、火の不始末、不潔行為、性的異常行為など
IV	日常生活に支障をきたすような症状・行動や意志疎通の困難さが頻繁にみられ、常に介護を必要とする	
M	著しい精神症状や周辺症状あるいは重篤な身体疾患がみられ、専門医療を必要とする	せん妄、妄想、興奮、自傷・他害などの精神症状や精神症状に起因する問題行動が継続する状態など

(平成18年4月3日老健第135号　厚生省老人保健福祉局長通知)

主な薬剤

薬剤一覧のみかた

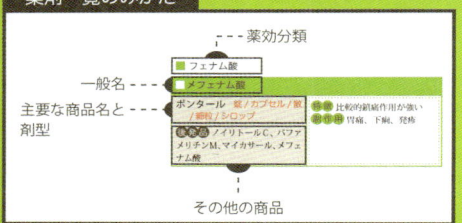

薬効分類
　　　フェナム酸

一般名 ── メフェナム酸

主要な商品名と剤型 ── ポンタール 錠/カプセル/散/細粒/シロップ

特徴 比較的鎮痛作用が強い
副作用 胃痛、下痢、発疹

その他の商品 ── 鎮痛剤 ノイリトールC、バファメリチンM、マイカサール、メフェナム酸

* 2013年1月現在の薬剤情報を元に作成しています。

解熱・鎮痛・抗炎症薬

[非麻薬性鎮痛薬（オピオイド）]

■ ペンタゾシン
ソセゴン 注
ペンタジン 注
後発品 トスパリール

■ 塩酸ペンタゾシン
ソセゴン 錠
ペンタジン 錠
後発品 ペルタゾン

■ ブプレノルフィン塩酸塩
レペタン 注
後発品 ザルバン

副作用 便秘、悪心・嘔吐、眠気、せん妄、呼吸抑制

[非ピリン系解熱鎮痛薬]

■ アセトアミノフェン（パラセタモール）
カロナール
細粒 / 錠 / シロップ / 原末
ピリナジン 末

後発品 アセトアミノフェン、アテネメン、アトミフェン、アニルーメ、カルジール、コカール、サールツー、ナパ、ピレチノール

■ 合剤

ピーエイ配合錠 錠 PL 配合顆粒 顆粒 / 幼児用 PL 顆粒	バファリン配合錠 A330 錠 後発品 イスキア配合錠 A330、バッサミン配合錠 A330
後発品 サラザック配合、セラピナ配合、トーワチーム配合、マリキナ配合	キョーリン AP2 配合顆粒 顆粒

副作用 悪心・嘔吐、食欲不振、眠気、尿閉

■ コレキシブ系（COX-2選択的阻害薬）

□ セレコキシブ

セレコックス 錠

特徴 関節リウマチや変形性関節症、腰痛症、肩関節周囲炎の消炎・鎮痛に使用。消化器障害が少ない
副作用 発疹、喘息

[消炎・鎮痛坐薬]

□ ジクロフェナクナトリウム

ボルタレン 坐薬

レクトス 注腸軟膏

後発品 アデフロニック、アナバン、ジクロフェナクナトリウム、ベギータ、ボナフェック、ボラボミン、ボルマゲン、ボンフェナック、メリカット

□ ブプレノルフィン塩酸塩

レペタン 坐薬

□ インドメタシン

インドメタシン 坐薬

インテバン 坐薬

後発品 インデラニック、インメシン

特徴 食事と関係なく投与でき、嘔吐のある患者にも使用できる

主な薬剤

解熱・鎮痛・抗炎症薬

Memo

▶ 副腎皮質ホルモン製剤

[ヒドロコルチゾン類]

■ヒドロコルチゾンリン酸エステルナトリウム

クレイトン 注

■ヒドロコルチゾンコハク酸エステルナトリウム

サクシゾン 注射用/静注用

ソル・コーテフ 注射用/静注用

特徴 血中濃度半減期が90分と短い一方、塩蓄積作用が大きい

[プレドニゾロン類]

■プレドニゾロン

プレドニゾロン 錠/散

プレドニン 錠

後発品 プレロン

特徴 血中濃度半減期が150分前後で、塩蓄積の副作用も少ない

[メチルプレドニゾロン類]

■メチルプレドニゾロン

メドロール 錠

■メチルプレドニゾロンコハク酸エステルナトリウム

ソル・メドロール 静注用

後発品 ソル・メルコート、デカコート、プリドール、メチルプレドニゾロンコハク酸エステルNa

特徴 プレドニゾロンンのおよそ1.2倍の抗炎症作用。肺への移行性は良好

[トリアムシノロン類]

■ トリアムシノロンアセトニド

ケナコルト - A 筋注用関節腔内用水懸注 / 皮内用関節腔内用水懸注	特徴 血中濃度半減期が200分前後で、プレドニゾロンンのおよそ1.5倍の抗炎症作用

[デキサメタゾン類]

■ デキサメタゾン

デカドロン 錠 / エリキシル 後発品 デキサメサゾンエリキシル、デキサメタゾンエリキシル	特徴 血中濃度半減期が300分前後で、ステロイド薬の中で最も長い。水貯留作用が少ない

[ベタメタゾン類]

■ ベタメタゾン(ベタメタゾンリン酸エステルナトリウム)

リネステロン 錠 / 散 リンデロン 散 / 錠 / シロップ / 注 (0.4%、2%) 後発品 ハイコート、ベタメタゾン、リノロサール	特徴 デキサメタゾンとほぼ同じ効果

Memo

主な薬剤

副腎皮質ホルモン製剤

抗菌薬

[βラクタム抗生物質]

■ ペニシリン系

□ ピペラシリンナトリウム（PIPC）	□ アモキシシリン水和物（AMPC）
ペントシリン 注/バッグ	パセトシン 錠/カプセル/細粒
後発品 タイペラシリン、ピシリアント、ピペユンシン、ピペラシリンNa、ブランジン、ペンマリン	サワシリン 錠/カプセル/細粒
	後発品 アモキシシリン、アモペニキシン
□ アンピシリンナトリウム・スルバクタムナトリウム（ABPC/SBT）	□ アモキシシリン水和物・クラブラン酸カリウム（AMPC/CVA）
ユナシン-S 注/キット	オーグメンチン 250RS錠/125SS錠
後発品 アンスルマイラン、スルバクシン、スルバクタム・アンピシリン、スルバシリン、ピスルシン、ピシリバクタ、ユーシオン-S、ユナスピン	特徴 市中細菌性肺炎、誤嚥性肺炎に有効
	副作用 下痢

88 すぐ調 ● 在宅ケア

■ セフェム系（第一世代）

■ セファゾリンナトリウム（CEZ）

セファメジンα 注/キット

後発品 セファゾリンNa、セフマゾン、タイゼゾリン、トキオ

■ セファレキシン（CEX）

ケフレックス
カプセル/シロップ用細粒

後発品 L-キサール、オーキシン、シンクル、セファレキシン、セファレックスSR、ラリキシン

■ セファクロル（CCL）

ケフラール
カプセル/細粒（小児用）

後発品 アレンフラール、エリカナール、クリレール、ケフポリン、ザルツクラール、シーシーエル、セクロダン、セファクロル、トキクロル

特徴 メチシリン感受性黄色ブドウ球菌（MSSA）、大腸菌に有効。耐性菌の発現、しばしあり

■ セフェム系（第二世代）

■ セフォチアム塩酸塩（CTM）

パンスポリン
注/バッグS/バッグG

後発品 ケミスポリン、セピドナリン、セファピコール、セフォチアム、セフォチアロン、パセトクール、ハロスポア

■ セフォチアムヘキセチル塩酸塩（CTM-HE）

パンスポリンT 錠

■ セフメタゾールナトリウム（CMNX）

セフメタゾン 注/キット

後発品 セフメタゾールナトリウム、セフルトール、トキオゾール、ビレタゾール、リリアジン

特徴 市中細菌性肺炎、尿路感染に有効。耐性菌の発現、しばしあり

主な薬剤

抗菌薬

■ セフェム系（第三世代）

□ スルバクタムナトリウム・セフォペラゾンナトリウム (1:1) (STB/CPZ)

スルペラゾン 注/キット

後発品 スベルゾン、スルタムジン、スルペゾール、セフォセフ、セフォン、セフロニック、ナスパルン、バクフォーゼ、ワイスタール

□ セフトリアキソンナトリウム水和物 (CTRX)

ロセフィン 注/バッグ

後発品 セフィローム、セフキソン、セフトリアキソンナトリウム、セロニード、リアソフィン、ロゼクラート

□ セフジニル (CFDN)

セフゾン カプセル

後発品 シオジニル、セフジニル、セフニール

□ セフタジジム水和物 (CAZ)

モダシン 注

後発品 セパダシン、セフタジジム、モゲタミン、モダケミン、モシール、モベンゾシン

□ セフジトレンピボキシル (CDTR-PI)

メイアクト MS錠

後発品 セフジトレンピボキシル

□ セフカペンピボキシル塩酸塩水和物 (CFPN-PI)

フロモックス 錠

後発品 セフカペンピボキシル塩酸塩

□ セフポドキシムプロキセチル (CPDX-PR)

バナン 錠/ドライシロップ

後発品 セフポドキシムプロキセチル、セポキシム、バナセファン

特徴 肺炎球菌、グラム陰性菌に有効。CTRXは、1日1回の投与が可能
副作用 軟便、下痢、腹痛

■ セフェム系（第四世代）

□ セフォゾプラン塩酸塩 (CZOP)

ファーストシン 注/バッグ
S・G

□ セフェピム塩酸塩水和物 (CFPM)

マキシピーム 注/バッグ

後発品 セフェピム塩酸塩

特徴 耐性菌が少ない。緑膿菌に奏功
副作用 皮膚炎、下痢

■ カルバペネム系

■ イミペネム・シラスタチンナトリウム (IPM/CS)

チエナム 注/キット

後発品 イミスタン、イミペナーム、イミペネム・シラスタチン、インダスト、チエクール、チエペネム

特徴 ターゲットが広く、抗菌力も強い。高齢者では、用量・回数を減らしたり、BUN などの腎機能チェックが必要。耐性化増加。感染症に対し、安易な第一選択としない。

■ ペネム系

■ ファロペネムナトリウム水和物 (FRPM)

ファロム 錠

副作用 下痢、軟便

[アミノグリコシド (アミノ配糖体) 系]

■ アミカシン硫酸塩 (AMK)

アミカシン硫酸塩
注射液/注射用

後発品 アミカマイシン、カシミー、プルテツシン、ベルマトン、ロミカシン

特徴 グラム陰性桿菌に有効
副作用 発疹、掻痒感

[ホスホマイシン系]

■ ホスホマイシンカルシウム水和物 (FOM)

ホスミシン
錠/ドライシロップ

後発品 ハロスミン、ホスホミン、ホスマイ

特徴 静菌性。単独での使用はまれ

主な薬剤

抗菌薬

[マクロライド系]

■ エリスロマイシンエチルコハク酸エステル（EM）	■ アジスロマイシン水和物（AZM）
エリスロシン W顆粒/ドライシロップ/ドライシロップW	ジスロマック 錠/SR成人用ドライシロップ

■ クラリスロマイシン（CAM）	
クラリシッド 錠 クラリス 錠	後発品 クラリスロマイシン、クラロイシン、マインベース、リクモース

特徴 EM、CAMは少量で長期処方することがある
副作用 肝障害、テオフィリン系薬剤との併用に注意

[テトラサイクリン系]

■ ミノサイクリン塩酸塩（MINO）	
ミノマイシン 錠/カプセル/顆粒/注	後発品 塩酸ミノサイクリン、クーペラシン、ナミマイシン、ミノサイクリン塩酸塩、ミノトーワ、ミノペン

副作用 肝障害

[リンコマイシン系]

■ クリンダマイシン塩酸塩（CLDM）	
ダラシン カプセル	特徴 グラム陽性菌、嫌気性菌に有効。単独で使用することは少ない 注意 腹痛、頻回の下痢には注意

[ニューキノロン薬]

■ レボフロキサシン水和物（LVFX）
クラビット 錠/細粒/点滴静注
後発品 レボフロキサシン

■ シプロフロキサシン（CPFX）
シプロキサン 注
後発品 シプロフロキサシン

■ トスフロキサシントシル酸塩水和物（TFLX）
トスキサシン 錠
オゼックス 錠/小児用細粒
後発品 トスフロキサシントシル酸塩

■ 塩酸シプロフロキサシン（CPFX）
シプロキサン 錠
後発品 ジスプロチン、シバスタン、シプキサノン、シプロキサノン、シフロキノン、シプロフロキサシン、プリモール、フロキシール、ペイトン

■ モキシフロキサシン塩酸塩（MFLX）
アベロックス 錠

■ メシル酸ガレノキサシン水和物（GRNX）
ジェニナック 錠

特徴 気道、尿路ともに移行は良好
副作用 食欲不振、腎障害、血糖値上昇

[抗結核薬]

■ イソニアジド（INH）
イスコチン 錠/末/注
後発品 イソニアジド

■ リファンピシン
リファジン カプセル
後発品 リファンピシン、アプテシン

■ エタンブトール塩酸塩（EB）
エサンブトール 錠
エブトール 錠

副作用 食欲不振、肝障害、倦怠感、皮疹

主な薬剤

抗菌薬

[その他]

■ バンコマイシン塩酸塩（VCM）

塩酸バンコマイシン
注 / キット / 散

特徴 MRSA、偽膜性腸炎に有効
副作用 嘔気、下痢

後発品 バンコマイシン、バンコマイシン塩酸塩、バンマイシン

■ スルファメトキサゾール・トリメトプリム（ST合剤）

バクタ
配合錠 / 配合顆粒

バクトラミン
配合錠 / 配合顆粒

特徴 ニューモシスチス・カリニ肺炎の予防に有効
副作用 食欲不振、皮膚掻痒感、皮疹

抗真菌薬

■ アムホテリシンB（AMPH）

ファンギゾン　シロップ / 注

特徴 大部分の真菌症に有効
副作用 嘔気、食欲不振

後発品 ハリゾン

■ フルコナゾール（FLCZ）

ジフルカン　カプセル / ドライシロップ / 静注液

特徴 カンジダに有効。アスペルギルスには無効
副作用 嘔気、食欲不振

後発品 ニコアゾリン、ビスカルツ、フラノス、フルカード、フルカジール、フルコナゾール、フルコナゾン、フルゾナール、フルタンゾール、ミコシスト

抗ウイルス薬

[ヘルペスウイルス感染症治療薬]

■アシクロビル（ACV）

ゾビラックス 注/錠/顆粒

後発品 アイラックス、アクチオス、アクチダス、アシクリル、アシクロビル、アシクロビン、アシロベック、アシロミン、アシビル、アストリック、グロスパール、クロベート、ゾビクロビル、ナタジール、ビクロックス、ビソクロス、ビルヘキサル、ファルラックス、ベルクスロン

■バラシクロビル塩酸塩（VACV）

バルトレックス 錠/顆粒

特徴 ゾビラックスより、バルトレックスのほうが、服薬回数が少ない。
副作用 下痢、嘔吐、めまい

[インフルエンザ治療薬]

■ザナミビル水和物
リレンザ ブリスター

■ラニナミビルオクタン酸エステル水和物
イナビル 吸入粉末剤

■オセルタミビルリン酸塩
タミフル カプセル/ドライシロップ

■ペラミビル水和物
ラピアクタ 点滴用バッグ/バイアル

特徴 リレンザ、タミフルは2回/日を5日間。それ以外は、1回。吸入の苦手な高齢者には、リレンザとイナビルは不向きなことも
副作用 嘔気・嘔吐、腹痛、下痢

主な薬剤

抗菌薬／抗真菌薬／抗ウイルス薬

催眠・鎮静薬

[ベンゾジアゼピン系]

■トリアゾラム
ハルシオン 錠
後発品 アサシオン、アスコマーナ、カムリトン、トリアゾラム、トリアラム、ネスゲン、ハルラック、パルレオン、ミンザイン

■ブロチゾラム
レンドルミン 錠/D錠
後発品 アムネゾン、グッドミン、ゼストロミン、ソレントミン、ネストローム、ノクスタール、ブロゾーム、ブチゾラム・M、ブロチゾラン、ブロメトン、レドルパー、レンデムD、ロンフルマン

■リルマザホン塩酸塩水和物
リスミー 錠
後発品 塩酸リルマザホン

■ロルメタゼパム
エバミール 錠
ロラメット 錠

■フルニトラゼパム
サイレース 錠/注
後発品 ビビットエース、フルトラース、フルニトラゼパム、ロヒプノール

■エスタゾラム
ユーロジン 錠/散
後発品 エスタゾラム

■ニトラゼパム
ネルボン 錠/散
ベンザリン 錠/細粒
後発品 チスボン、ニトラゼパム、ネルロレン、ノイクロニック、ヒルスカミン

■クアゼパム
ドラール 錠
後発品 クアゼパム

副作用 眠気、ふらつき、倦怠感、口渇

[非ベンゾジアゼピン系]

■ ゾピクロン　　　　　■ ゾルピデム酒石酸塩

アモバン 錠
後発品 アモバンテス、スローハイム、ゾピクール、ゾピクロン、ドパリール、メトローム

マイスリー 錠
後発品 ゾルピデム酒石酸塩

特徴 反跳性不眠や依存性が少ない
副作用 眠気、ふらつき、一過性健忘症

	一般名	表品名	最高血中到達時間	血中濃度半減期
短時間型	トリアゾラム	ハルシオン	1.2	2.9
	ゾルピデム	マイスリー	0.7～0.9	1.78～2.30
	ゾピクロン	アモバン 7.5mg	1.17	3.66
		10mg	0.75	3.94
中間型	ブロチゾラム	レンドルミン	約1.5	約7
	リルマザホン	リスミー	3	10.5
	ロルメタゼパム	エバミール ロラメット	1～2	約10
	フルニトラゼパム	サイレース	1～2	約7
長期型	エスタゾラム	ユーロジン	約5（4mg投与時）	約24
	ニトラゼパム	ネルボン ベンザリン	約2（10mg投与時）	21.8～28.1
	フルラゼパム	ダルメート ベノジール	未変化体 約1 活性代謝物 1～8	2.3～12 14.5～42
超長期型	クアゼパム	ドラール	絶食時 約3.4	31.9

内服時作用時間（時間）

主な薬剤　催眠・鎮静薬

抗精神病薬

[ブチロフェノン誘導体]

■ 高力価群

■ ハロペリドール

セレネース
錠 / 細粒 / 内服液 / 注

後発品 ハロステン、ハロペリドール、リントン、レモナミン

特徴 統合失調症治療のほか、せん妄や認知症の行動異常・周辺症状（BPSP）の治療に用いられることがある（保険適応外）

副作用 手のふるえ、体のこわばり、口渇、便秘、排尿障害、流涎

Memo

[フェノチアジン誘導体]

■ 高力価群

□ プロクロルペラジン

ノバミン 錠/注	**特徴** 統合失調症治療のほか、術前術後の悪心・嘔吐・麻薬性鎮痛薬などの悪心対策にも用いられる **副作用** 手のふるえ、体のこわばり、口渇、便秘、排尿障害

■ 低力価群

□ クロルプロマジン

ウインタミン 錠/細粒 コントミン 糖衣錠/注 **後発品** 塩酸クロルプロマジン、クロルプロマジン塩酸塩	**特徴** 不安・緊張・抑うつなど、統合失調症や躁病、神経症などの精神症状改善に用いられる **副作用** 手・足のふるえ、体のこわばり、口渇、便秘、排尿障害、流涎

□ レボメプロマジン

ヒルナミン 錠/散/細粒/注 レボトミン 錠/散/顆粒/注 **後発品** ソフミン、レボホルテ	**特徴** 統合失調症や躁病、うつ病の精神症状改善に用いられる **副作用** 傾眠、起立性低血圧、かすみ眼、口渇、尿閉、便秘、動悸、食欲亢進

主な薬剤　抗精神病薬

抗うつ薬

[選択的セロトニン再取り込み阻害薬（SSRI）]

- フルボキサミンマレイン酸塩
  - ルボックス 錠
  - 後発品 フルボキサミンマレイン酸塩
- 塩酸セルトラリン
  - ジェイゾロフト 錠
- エスシタロプラムシュウ酸塩
  - レクサプロ 錠

副作用 悪心・嘔吐、性機能障害、不安・焦燥、パニック発作、不眠、軽度の躁うつ

[ノルアドレナリン作動性・特異的セロトニン作動性薬（NaSSA）]

- ミルタザピン
  - リフレックス 錠

副作用 軽度の眠気、便秘、口渇

[セロトニン・ノルアドレナリン再取り込み阻害薬（SNRI）]

- ミルナシプラン塩酸塩
  - トレドミン 錠
  - 後発品 ミルナシプラン塩酸塩

副作用 悪心・嘔吐、排尿困難、頻尿、血圧上昇

[ドパミン系薬物]

■ スルピリド

ドグマチール
錠 / カプセル / 細粒 / 注

後発品 アビリット、クールスパン、スルピリド、ピリカップル、ベタマック、マーゲノール、ミラドール

副作用 振戦、筋強剛、流涎、舌のもつれ、生理不順、乳汁分泌、痙攣

[三環系うつ薬]

■ アモキサピン

アモキサン
カプセル / 細粒

後発品 クロンモリン、ノイオミール、マプロミール

■ アミトリプチリン塩酸塩

トリプタノール 錠

後発品 アミプリン、ノーマルン

■ クロミプラミン塩酸塩

アナフラニール
錠 / 点滴静注用

■ イミプラミン塩酸塩

トフラニール 錠

副作用 口渇、便秘、排尿困難、めまい、ふらつき、立ちくらみ、眠気、倦怠感、視力調節障害、体重増加、頻脈

[四環系うつ薬]

■ マプロチリン塩酸塩

ルジオミール 錠

■ ミアンセリン塩酸塩

テトラミド 錠

副作用 眠気、めまい、ふらつき、倦怠感、口渇、頻脈

主な薬剤

抗うつ薬

抗てんかん薬

[大発作に使用されるもの]

■フェニトイン (PHT)

アレピアチン 錠/散/注 後発品 フェニトイン	副作用 嘔気、ふらつき、手のふるえ、頭痛、便秘、発疹、発赤

■フェノバルビタール (PB)

フェノバール 錠/散/末/エリキシル/注	副作用 胃腸障害、眠気、ふらつき、発疹

■バルプロ酸ナトリウム (VPA)

セレニカ R錠(徐放)/R顆粒(徐放)	デパケン 錠/R錠(徐放)/細粒/シロップ
後発品 エピレナート、サノテン、セレブ、ハイセレニン、バルデケン、バルプラム、バルプロ酸ナトリウム、バレリン	副作用 眠気、発疹、複視

■カルバマゼピン (CBZ)

テグレトール 錠/細粒 後発品 カルバマゼピン、レキシン	副作用 眠気、ふらつき、倦怠感、発疹、頭痛 ⇒肝障害、皮膚症状など重い副作用をきたしやすい

[その他]

■クロナゼパム

ランドセン 錠 リボトリール 錠/細粒	副作用 眠気、ふらつき、喘鳴、唾液増加、発疹

■ ゾニサミド	
エクセグラン 錠/散 後発品 エクセミド	副作用 眠気、ふらつき、めまい、嘔気、食欲不振、唾液増加、発疹

■ ガバペンチン	
ガバペン 錠/シロップ	副作用 眠気、めまい、倦怠感、頭痛、嘔気、口渇

▶ アルツハイマー型認知症治療薬

[アルツハイマー型認知症治療薬]

■ ドネペジル塩酸塩	■ ガランタミン臭化水素酸塩
アリセプト 錠・D錠/細粒/ゼリー 後発品 ドネペジル塩酸塩	レミニール 錠・OD錠/内用液

■ リバスチグミン	
イクセロン パッチ リバスタッチ パッチ	特徴 主に軽症患者に使用 副作用 嘔気、食欲不振、掻痒感

[NMDA受容体拮抗アルツハイマー型認知症治療薬]

■ メマンチン塩酸塩	
メマリー 錠	特徴 中〜重症患者に使用。周辺症状にも一定の効果がある 副作用 めまい、ふらつき、食欲不振疹

主な薬剤

抗てんかん薬/アルツハイマー型認知症治療薬

パーキンソン病・症候群治療薬

[レボドパ製剤]

■ レボドパ
ドパストン 散/カプセル/注
ドパゾール 錠

■ レボドパ+カルビドパ
ネオドパストン 錠
メネシット 錠
後発品 カルコーパL、ドパコール、パーキストン、レプリントン・L

■ レボドパ+ベンセラジド
イーシー・ドパール 錠
マドパー 錠

特徴 薬物療法の第一選択薬。長期の使用で、効果が低下したり不安定(ウェアリング・オフ、オン・オフ現象)になりやすく、副作用も起こりやすい
副作用 悪心、嘔気・嘔吐、不随意運動、幻覚、妄想

[ドパミン受容体作用薬(アゴニスト)]

■ ブロモクリプチンメシル酸塩
パーロデル 錠
後発品 アップノールB、エレナント、コーバデル、デパロ、パドパリン、パーロミン、パロラクチン、メーレーン

■ カベルゴリン
カバサール 錠
後発品 カベルゴリン

特徴 高齢者以外の初期軽症例では、治療開始の第一選択薬。効果の日内変動が少ない
副作用 悪心、嘔気・嘔吐、めまき、立ちくらみ、幻覚、妄想

強心薬

[ジギタリス製剤]

■ ジゴキシン

ジゴキシン 錠

ジゴシン 錠/散/エリキシル/静注)

後発品 ジゴハン、ハーフジゴキシン

■ メチルジゴキシン

ラニラピッド 錠

後発品 メチルジゴキシン

副作用 食欲不振、心室性不整脈

[カテコールアミン系薬剤]

■ ドカルパミン

タナドーパ 顆粒

副作用 悪心、動悸、心室性期外収縮

[非カテコールアミン系薬剤]

■ ピモベンダン

アカルディ カプセル

後発品 ピモベンダン

特徴 ジギタリス、利尿薬で効果不十分の軽症～中等症の慢性心不全に使用

副作用 悪心、動悸、心室性期外収縮

主な薬剤

パーキンソン病・症候群治療薬/強心薬

抗不整脈薬

■ 第I群（Na チャネル抑制）− Ia 群（APD*延長）

□ ジソピラミドリン酸塩

リスモダンR　徐放錠

(後発品) ジソピラミド、ジソピラミドリン酸塩、ノルペースCR、ファンミルR、リスピンR、リスラミドR

□ プロカインアミド塩酸塩

アミサリン　錠/注

□ シベンゾリンコハク酸塩

シベノール　錠/注

(後発品) シベンゾリンコハク酸塩、シノベジール

(副作用) 催不整脈作用

■ 第I群（Na チャネル抑制）− Ib 群（APD*短縮）

□ メキシレチン塩酸塩

メキシチール　カプセル/注

(後発品) チルミメール、トイ、ポエルテン、メキシチレン塩酸塩、メキシバール、メキシレート、メキトライド、メルデスト、メレト、モバレーン

□ アプリジン塩酸塩

アスペノン　カプセル

(後発品) アプリトーン

(特徴) 心拍出量が低下しにくく、心室性不整脈の第一選択薬になることが多い

■ 第I群（Na チャネル抑制）− Ic 群（APD*不変）

□ ピルジカイニド塩酸塩水和物

サンリズム　カプセル/注

(後発品) アリスリズム、塩酸ピルジカイニド、タツピルジン、ピルジカイニド塩酸塩、ピルジカイニド塩酸塩、ピルジニック、リズムコート、リズムサット

(副作用) 心拍出量低下。ジゴキシンやジゴキシン、ワルファリンとの併用時には注意が必要

* APD：活動電位持続時間

■ 第Ⅱ群（β遮断薬）
□ プロプラノロール塩酸塩 ⇒ p.110 参照

■ 第Ⅲ群（再分極遅延薬）
□ アミオダロン塩酸塩

アンカロン 錠/注
後発品 アミオダロン塩酸塩・崩錠

副作用 間質性肺炎

■ 第Ⅳ群（Ca拮抗薬）
□ ベプリジル塩酸塩水和物

ベプリコール 錠

特徴 頻脈性不整脈の治療に用いられる
副作用 徐脈、血圧低下、間質性肺炎

□ ベラパミル塩酸塩 ⇒ p.114 参照
□ ジルチアゼム塩酸塩 ⇒ p.114 参照

利尿薬

[サイアザイド系利尿薬]

□ トリクロルメチアジド

フルイトラン 錠
後発品 アニスタジン、ウルソトラン、クバクロン、クロポリジン、トリクロルメチアジド、トリスメン、フルトリア

□ ベンチルヒドロクロロチアジド

ベハイド 錠

副作用 食欲不振、耐糖能異常、低カリウム血症

[ループ利尿薬]

■フロセミド	■アゾセミド
ラシックス 錠/細粒/注	ダイアート 錠
後発品 フロセミド、ロープストン	後発品 アゾセリック、ダイタリック

副作用 口渇、倦怠感、低血圧症、低カリウム血症

■ブメタニド	■トラセミド
ルネトロン 錠/注	ルプラック 錠

特徴 ループ利尿薬のなかでは、低カリウム血症になりにくい
副作用 貧血、食欲不振、顔面紅潮、光線過敏症

[カリウム保持性利尿薬]

■スピロノラクトン

アルダクトンA 錠/細粒	後発品 アポラスノン、ウルソニン、スピラクトン、スピロノラクトン、ノイダブル、ピロラクトン、マカシーA、メルラクトン、ヨウラクトン、ラクデーン、ラッカルミン

副作用 高カリウム血症

抗狭心症薬

[硝酸薬]

■ニトログリセリン

ニトログリセリン 舌下錠

ニトロペン 舌下錠

後発品 ミオコール

ミリステープ 貼付剤

ニトロダーム TTS 貼付剤

後発品 ジドレン、ミニトロ、メディトランス

■一硝酸イソソルビド

アイトロール 錠

後発品 アイスラール、アイロクール、イソニトール、ソプレロール、タイシロール、一硝酸イソソルビド

■硝酸イソソルビド

ニトロール 錠/Rカプセル/点滴静注/バッグ/シリンジ/スプレー

フランドル 錠

後発品 L-オーネスゲン、イソコロナールR、サークレス、サワドールL、ジアセラL

フランドル テープ剤

後発品 アパティア、イソピット、サワドール、ニトラス、リファタック、硝酸イソソルビド

副作用 頭痛、めまい、血圧低下

[カリウムチャネル開口薬]

■ニコランジル

シグマート 錠/注

後発品 シルビノール、ニコンジス、ニコランジル、ニコランタ、ニコランマート

副作用 頭痛、めまい

主な薬剤

利尿薬／抗狭心症薬

[その他の冠拡張薬]

■ジピリダモール

アンギナール 錠/散
ペルサンチン 錠/静注

後発品 アジリース、グリオスチン、コロナモール、サンベル、ジピリダモール、シフノス、トーモル、ニチリダモール、パムゼン、ピロアン、ペルチスタン、ペルミルチン、ヨウリダモール

■トラピジル

ロコルナール 錠/細粒

後発品 アンギクロメン、カルナコール、セオアニン、トラピジル、ベルカラート

▶ 降圧薬

[β遮断薬]

■ β₁非選択性で ISA* でないもの

■プロプラノロール塩酸塩

インデラル
錠/注/LAカプセル

後発品 アイデイトロール、サワタール、ソラシロール、ヘルツベース、メントリース

| 副作用 めまい、血圧低下、気管支喘息発作 |

* ISA：内因性交感神経刺激作用

■ $β_1$選択性で ISA* でないもの

□ カルテオロール塩酸塩

ミケラン 錠/細粒/LAカプセル

後発品 カルテロール、カルノノン、チオグール、チスタロール、ベタメノール、メルカトア

□ ビソプロロールフマル酸塩

メインテート 錠

後発品 ウェルビー、ビソテート、ビソプロロールフマル酸塩、メイントーワ、メインハーツ、メインロール、ルーク

□ アテノロール

テノーミン 錠
アテノロール ドライシロップ

後発品 アテネミール、アテノリズム、アルセノール、アルマイラー、カテノミン、クシセミン、セブテンス、セーラジール、テノミロール、トーワミン、ミロベクト、メゾルミン、メチニン、リスモリース

□ メトプロロール酒石酸塩

セロケン 錠/L錠
ロプレソール 錠/SR錠

後発品 シプセロン、ゼグミューラー、メデピン、メトプリック、メルコモン、メトプロロール酒石酸塩

副作用 めまい、徐脈

■ $β_1$選択性で ISA* であるもの

□ セリプロロール塩酸塩

セレクトール 錠

後発品 スロンタクス、セプロブロック、セリプロロール塩酸塩、セルトップ

副作用 めまい、倦怠感

主な薬剤

抗狭心症薬／降圧薬

111

■ α、β遮断薬

■ ラベタロール塩酸塩
トランデート 錠
後発品 アスクール、レスポリート

■ アロチノロール塩酸塩
アロチノロール塩酸塩 錠
後発品 アストニール、アセメール、アナシロール、アロチノイル、アロチノン、セオノマール

■ カルベジロール
アーチスト 錠
後発品 アーチワン、アテノート、アニスト、カルベジロール

特徴 「アルマール」は、2012年にアロチノロール塩酸塩に名称変更
副作用 めまい、ふらつき

[Ca拮抗薬]

■ ジヒドロピリジン系薬剤－第一世代

■ ニフェジピン
アダラート
カプセル/L錠/CR錠
後発品 アタナール、アテネラート・L、カサンミル・S、キサラートL、コリネール・L・CR シオペルミンL、トーワラートL・CR、ニフェジピン・L・CR、ニフェスロー、ニフェラートL、ニフェランタンCR、ニレーナL、ヘルラートL、ラミタレートL

副作用 紅潮、頭痛、動悸、めまい

■ ニカルジピン塩酸塩
ベルジピン
錠/散/LAカプセル
後発品 アポジピンL、イセジピール、コボネント、サリペックス・LA、ツルセピン、ニカジルスL、ニカジレート、ニカルジピン塩酸塩、ニカルピン、ニスタジール、ラジストミン

■ ジヒドロピリジン系薬剤－第二世代

□ ニルバジピン

ニバジール 錠

後発品 トーワジール、ナフトジール、ニバディップ、ニルバジピン、ニルジラート

□ ベニジピン塩酸塩

コニール 錠

後発品 コニプロス、ベニジピン塩酸塩、ベニトーワ、塩酸ベニジピン

□ ニソルジピン

バイミカード 錠

後発品 ニソミナード、ニソルジピン、ニノバルシン、リオハード

□ マニジピン塩酸塩

カルスロット 錠

後発品 カオルトーン、カルバジン、ジムロスト、マニカロット、マニジロット、マニジップ、マニジピン塩酸塩、塩酸マニジピン

□ ニトレンジピン

バイロテンシン 錠

後発品 エカテリシン、エレナール、コバテンシン、シェトラゾーナ、ダウンテンシン、ドスベロピン、ニトプレス、ニトレジック、ニトレナール、ニルジピン、バイニロード、バロジピン、バロテイン、ヒシロミン

特徴 降圧薬として広く用いられている

副作用 紅潮、頭痛、動悸、めまい

■ ジヒドロピリジン系薬剤－第三世代

□ アムロジピンベシル酸塩

ノルバスク 錠/OD錠

アムロジピン 内服ゼリー/ODフィルム

アムロジン 錠/OD錠

後発品 アムロジピン・OD

□ アゼルニジピン

カルブロック 錠

副作用 めまい、動悸、徐脈

主な薬剤

降圧薬

■ ベラパミル

□ ベラパミル塩酸塩

ワソラン 錠/注

後発品 ベラパミル塩酸塩、ホルミトール、マゴチロン

特徴 頻脈性不整脈の治療に用いられることが多い
副作用 徐脈、倦怠感

■ ジルチアゼム

□ ジルチアゼム塩酸塩

ヘルベッサー
錠/Rカプセル/注

後発品 コーレン、コロヘルサー・R、ジルチアゼム塩酸塩、セレスナット、ヘマレキート、ミオカルジー、ヨウチアゼム、ルチアノンR、塩酸ジルチアゼム

副作用 徐脈、心拍出量低下

[アンジオテンシン変換酵素（ACE）阻害薬]

□ イミダプリル塩酸塩

タナトリル 錠
後発品 イミダプリル塩酸塩

□ テモカプリル塩酸塩

エースコール 錠
後発品 テモカプリル塩酸塩

□ ペリンドプリルエルブミン

コバシル 錠
後発品 コバスロー、ペリンドプリル、ペリンシール

□ エナラプリルマレイン酸塩

レニベース 錠
エナラート 細粒/錠

後発品 エナラプリル、エナラプリルM、エナラプリルマレイン酸塩、エナリン、カルネート、ザクール、シンベノン、スパシオール、セリース、ファルプリル、ラリルドン、レニベーゼ、レニメック、レノペント、レビンベース、レリート

■ リシノプリル水和物

ロンゲス 錠	副作用 投与開始1週間以内の急激な皮膚の限局的腫脹（口唇、眼瞼、顔面、頸部、舌など）、めまい、乾性咳嗽
後発品 アスラーン、リシトリル、リシノプリル、ロコプール、ロンゲリール	

[アンジオテンシンⅡ受容体拮抗薬（ARB）]

■ カンデサルタン シレキセチル	■ ロサルタンカリウム
ブロプレス 錠	ニューロタン 錠
	後発品 ロサルタンカリウム、ロサルタンK
■ バルサルタン	■ テルミサルタン
ディオバン 錠	ミカルディス 錠
■ オルメサルタン メドキソミル	■ イルベサルタン
オルメテック 錠	アバプロ 錠

特徴 ACE阻害薬と異なり、咳嗽がほぼない。腎保護作用あり

■ 合剤（ARB＋利尿薬）	■ 合剤（ARB＋Ca拮抗薬）
プレミネント	ユニシア HD錠/LD錠
エカード LD錠/HD錠	レザルタス HD錠/LD錠

副作用 めまい、過度の降圧

主な薬剤

降圧薬

[交感神経抑制薬]

■ α遮断薬

□ プラゾシン塩酸塩	□ ドキサゾシンメシル酸塩
ミニプレス 錠 後発品 ダウナット □ ブナゾシン塩酸塩 デタントール 錠/R錠 □ ウラピジル エブランチル カプセル	カルデナリン 錠 後発品 アルフロシン、カズマリン、カデメシン、カルドナン、カルバドゲン、カルメゾシン、タツゾシン、ドキサゾシンM、ドキサゾン、ドナシン、メシル酸ドキサゾシン

副作用 めまい、過度の降圧

■ 中枢性α₂アゴニスト

□ メチルドパ水和物	
アルドメット 錠	後発品 ドパマイド、メチルドパ、ユープレスドパ

副作用 めまい、過度の降圧

[末梢性交感神経抑制薬]

□ レセルピン	
アポプロン 錠/散/注	後発品 レセルピエム

副作用 めまい、ふるえ、抑うつ症状

□ 合剤（レセルピン＋利尿薬）
ベハイド RA 錠

気管支拡張薬・喘息治療薬

[β₂-アドレナリン受容体刺激薬]

■ 第二世代

■ サルブタモール硫酸塩

ベネトリン
錠/シロップ/吸入液

サルタノールインヘラー
エアゾール

後発品 アイロミール、アスタージス、レナピリン

副作用 動悸、振戦

■ 第三世代

■ ツロブテロール塩酸塩

ホクナリン 錠/ドライシロップ
後発品 セキナリン、ツロブテロール塩酸塩、ツロブニスト

■ ツロブテロール

ホクナリン テープ
後発品 ツロブテロール、ツロブテン

■ フェノテロール臭化水素酸塩

ベロテック 錠/シロップ/エロゾル100
後発品 ウガコール、シオベテック、フェノテロール臭化水素酸塩、ポルボノール、モンブルト

■ プロカテロール塩酸塩

メプチン 錠/ミニ錠/顆粒/シロップ/ドライシロップ/吸入液/吸入液ユニット/キッドエアー5μg/エアー10μg/クリックヘラー10μg

後発品 エステルチン、エプカロール、カプテレノール、スタビント、ブリージン、プロカテロール塩酸塩、プロカプチン、マーヨン、メチレフト、レンブリス

副作用 動悸、振戦

主な薬剤

降圧薬／気管支拡張薬・喘息治療薬

117

[キサンチン誘導体]

■ テオフィリン

スロービッド 　カプセル（徐放）/ 顆粒（徐放）/ 　ドライシロップ	テオドール 　錠（徐放）/ 顆粒（徐放）/ ドライ 　シロップ / シロップ
テオロング 　錠（徐放）/ 顆粒（徐放）	ユニフィル LA錠（徐放）
アブネカット 液	後発品 アーデフィリン、セキ ロイド、チルミン、テオフィリン・ 徐放錠、テオフルマートL、テル ダン、テルバンス、ユニコン
テオドリップ 点滴静注	

■ アミノフィリン水和物

キョーフィリン 　静注 / 点滴静注	アプニション 静注
ネオフィリン 　錠 / 末 / 注 / 点滴用バッグ	後発品 アミノフィリン、テオ カルチン、ニチフィリン、ミクロ フィリン

副作用 悪心、動悸、振戦
注意 血中濃度に注意すること

[吸入薬]

■ 吸入用ステロイド薬

■ ベクロメタゾンプロピオン酸エステル	■ フルチカゾンプロピオン酸エステル
キュバール 　50・100 エアゾール	フルタイドロタディスク ブリスター
■ ブデソニド	フルタイドディスカス ブリスター
パルミコート タービュヘイラー / 吸入液	フルタイド エアゾール
■ シクレソニド	副作用 口腔真菌症、咽頭違和感
オルベスコ インヘラー	

■ 長時間作用性β₂刺激薬（LABA）

■ サルメテロールキシナホ酸塩
セレベント
ロタディスク /50 ディスカス

■ インダカテロールマレイン酸塩
オンブレス
吸入用カプセル

■ ステロイドとの合剤

アドエア
100・250・500 ディスカス /
50・125・250 エアゾール

シムビコート
タービュヘイラー

> 副作用 鼻漏、咳嗽、動悸、手指振戦

■ 吸入用抗コリン薬

■ オキシトロピウム臭化物
テルシガン エロゾル 100μg

> 副作用 嘔気、口渇

■ 長時間作用性吸入用抗コリン薬（LAMA）

■ チオトロピウム臭化物水和物
スピリーバ 吸入用カプセル /
2.5μg レスピマット 60 吸入

■ グリコピロニウム臭化物
シーブリ 吸入用カプセル

> 副作用 口渇、緑内障発作、前立腺肥大の増悪

主な薬剤

気管支拡張薬・喘息治療薬

アレルギー治療薬

[ロイコトリエン拮抗薬]

■ プランルカスト水和物

オノン
カプセル / ドライシロップ

後発品 プランルカスト

■ モンテルカストナトリウム

キプレス
錠 / チュアブル錠 / 細粒

シングレア
錠 / チュアブル錠 / 細粒

副作用 嘔気、胸やけ、下痢

[Th2 サイトカイン阻害薬]

■ スプラタストトシル酸塩

アイピーディ
カプセル / ドライシロップ

後発品 スプラタストトシル酸塩、トシラート

副作用 嘔気、胃部不快感、全身倦怠感、眠気

Memo

鎮咳薬

[中枢性麻薬性鎮咳薬]

■ コデインリン酸塩

コデインリン酸 錠 / 末 / 散

■ 合剤

セキコデ シロップ	フスコデ 散 / シロップ
カフコデN 錠	後発品 クロフェドリンS、ニチコデ、フスコブロン、フステン、ミゼロン、ムコプロチン、ライトゲン
濃厚プロチンコデイン 液	
後発品 サリパラ・コデイン	

副作用 便秘、眠気

[中枢性非麻薬性鎮咳薬]

■ チペピジンヒベンズ酸塩

アスベリン 錠 / 散 / ドライシロップ / シロップ / 調剤用シロップ	後発品 アスワート
	特徴 去痰作用あり

■ ジメモルファンリン酸塩

アストミン 錠 / 散 / シロップ	後発品 ジメモルミン、ホフバン

■ ペントキシベリンクエン酸塩

トクレス カプセル（徐放）	後発品 アストマトップ、ガイレス、タペントキシベリンクエン酸塩
	副作用 緑内障発作

主な薬剤

アレルギー治療薬／鎮咳薬

121

■ デキストロメトルファン臭化水素酸塩水和物	
メジコン 錠/散/シロップ	後発品 アストマリ、シーサール、デキストファン、デトメファン、メゼック

■ ベンプロペリンリン酸塩	
フラベリック 錠	副作用 まれに嘔気、口渇、眠気

■ エプラジノン塩酸塩	
レスプレン 錠	特徴 去痰効果もある

▶ 去痰薬

[粘液溶解薬]

■ L-メチルシステイン塩酸塩	
ゼオチン 腸溶錠	注意 腸溶錠なので、噛まずに服用すること

■ ブロムヘキシン塩酸塩	
ビソルボン 錠/細粒/吸入液/シロップ/注 後発品 ブロムヘキシン塩酸塩、ハビスオル、ビソボロン、フルペン、レベルボン、塩酸ブロムヘキシン錠	特徴 痰排出の改善に伴って、喀痰量が一次的に増加する

[粘液修復薬]

■ L-カルボシステイン

ムコダイン
錠 / 細粒 / シロップ / ドライシロップ

後発品 C-チステン、カルボシステイン、カルプタン、クインスロン、サワテン、シスカルボン、シスダイン、ムコチオ、ムコトロン、メチスタ、ルボラボン

特徴 喀痰中の粘液成分の調整や、粘度の低下、喀痰流動性の改善作用がある

[粘液潤滑薬（肺サーファクタント産生促進薬）]

■ アンブロキソール塩酸塩

アンブロン 細粒
ムコソルバン
錠 / 内用液 / L カプセル / ドライシロップ
ムコサール
錠 / ドライシロップ / L カプセル

後発品 アンブロキソール塩酸塩、アンキソール、アントブロン、グリンクール、コトブロール、コフノール、コンズール、サイプロール、シンセラキン、セルマキール、ゼンブロン、ソロムコ、ダイオリール、ノンタス、パンブロアン、フズレバン、プルスマリンA、ブローミィ、ポノフェン、ムコアストマリ、ムコキール、ムコソレート、ムコブリン、塩酸アンブロキソール

特徴 痰排出の改善に伴って、喀痰量が一次的に増加することがある
副作用 まれに、悪心、胃部不快感、胃痛

主な薬剤

鎮咳薬／去痰薬

糖尿病治療薬

[インスリン注射薬]

■ 超速効型インスリン（混合含む）

■ インスリン リスプロ（遺伝子組換え）

ヒューマログ
1000単位/10 mL/V注、
300単位/3 mL カートリッジ・キット（ミリオペン）

■ インスリン アスパルト（遺伝子組換え）

ノボラピッド
1000単位/10 mL/V注、
300単位/3 mL カートリッジ・キット（ペンフィル）・キット（イノレット・フレックスペン）

> **特徴** 食事による血糖上昇を抑制する。吸収時間は短く、持続時間も短い。⇒食直前（15分以内）注射する

■ 速効型インスリン

■ 中性インスリン注射液

ノボリンR
1000単位/10 mL/V注、
300単位/3 mL キット（フレックスペン）

イノレットR
300単位/3 mL キット

■ インスリン注射液

ヒューマリンR
1000単位/10 mL/V注、
300単位/3 mL カートリッジ・キット（ミリオペン）

> **特徴** 食事による血糖上昇を抑制する。超速効型に比べ、吸収には時間を要する。⇒食事の30分前に注射する

■ 中間型インスリン

□ イソフェンインスリン水性懸濁注射液

イノレット N
300 単位 /3 mL キット

ノボリン N
1000 単位 /10 mL/V 注、
300 単位 /3mL キット（フレックスペン）

ヒューマリン N
1000 単位 /1 0mL/V N 注、
300 単位 /3 mL カートリッジ・キット（ミリオペン）

□ インスリン リスプロ（遺伝子組換え）

ヒューマログ N
300 単位 /3mL カートリッジ・キット（ミリオペン）

特徴 インスリンの吸収を遅らせ、持続時間を延長する（作用のピークは 6～8 時間後）。製剤に白い沈殿物がある。⇒よく混ぜて使用する

■ 持効型溶解インスリンアナログ製剤

□ インスリン グラルギン（遺伝子組換え）

ランタス
1000 単位 /10 mL/V 注、
300 単位 /3 mL カートリッジ（インタゴ・キット（ソロスター）

□ インスリン デテミル（遺伝子組換え）

レベミル
300 単位 /3 mL カートリッジ・キット（ペンフィル）・キット（イノレット・フレックスペン）

特徴 インスリンの吸収を緩徐にし、持続時間を延長する。中間型より作用時間が長い

■ 混合型インスリン

□ 生合成ヒト二相性イソフェンインスリン水性懸濁注射液

イノレット 30R、40R、50R 300 単位 /3 mL キット

ノボリン 30R、40R、50R 300 単位 /3 mL キット
*30R のみ 1000 単位 /10mL/V

ヒューマリン 3/7 1000 単位 /10 mL/V 注、
300 単位 /3mL カートリッジ・キット（ミリオペン）

主な薬剤

糖尿病治療薬

- ■ 二相性プロタミン結晶性インスリンアナログ水性懸濁注射液［インスリン アスパルト（遺伝子組換え）］

ノボラピッド 30，50，70 ミックス
300 単位 /3 mL キット（フレックスペン）
*30 ミックスのみカートリッジ・キット（ペンフィル）

[GLP-1 受容体作動薬]

■ リラグルチド（遺伝子組換え）	特徴 血糖値が高い場合にのみインスリン分泌作用を促すインクレチン関連薬。体重減少効果がある。自己注射だが、インスリンではないので、2 型糖尿病のみ適応 副作用 SU 薬との併用で、低血糖をきたしやすい
ビクトーザ 8 mg/3 mL カートリッジ	
■ エキセナチド	
バイエッタ 5・10 μg ペン	

[経口血糖降下薬]

■ スルホニルウレア薬（SU 薬）

■ トルブタミド	■ グリメピリド
ブタマイド 錠 後発品 トルブタミド	アマリール 錠・OD 錠 後発品 グリメピリド・OD
■ グリベンクラミド	■ グリクラジド
オイグルコン 錠 ダオニール 錠 後発品 オペアミン、グリベンクラミド、ダムゼール、パミルコン、プラトゲン、ベンクラート、マーグレイド	グリミクロン HA錠/錠 後発品 グリクラジド、クラウナート、グリミラン、グルタミール、ダイアグリコ、ルイメニア

特徴 インスリン分泌を促進する
副作用 低血糖症状（空腹、冷感）、体重増加。特に DPP-4 阻害薬との併用で、低血糖症状が現れやすい

■ ビグアナイド薬

□ ブホルミン塩酸塩
ジベトス 錠
後発品 ジベトンS

□ メトホルミン塩酸塩
グリコラン 錠
後発品 メデット、メトホルミン塩酸塩、ネルビス、メトリオン

メトグルコ 錠

特徴 インスリン抵抗性を改善する。体重増加が起こりにくい
副作用 嘔気・嘔吐、下痢、乳酸アシドーシス
その他 ヨード造影剤を使用した検査を行う場合には、検査前後の2日間は服用を中止する

■ チアゾリジン薬

□ ピオグリタゾン塩酸塩
アクトス 錠・OD錠
後発品 ピオグリタゾン・OD

特徴 インスリン抵抗性の強い糖尿病に効果がある。動脈硬化の予防効果がある
副作用 浮腫、膀胱癌

■ 速効型インスリン分泌促進薬

□ ナテグリニド
スターシス 錠
ファスティック 錠
後発品 ナテグリニド

□ ミチグリニドカルシウム水和物
グルファスト 錠

特徴 食後高血糖を抑制する。⇒食直前に服薬する
副作用 食前の低血糖症状(肝障害、腎障害がある場合)

主な薬剤

糖尿病治療薬

127

■ αグルコシダーゼ阻害薬（α-G1）

□ アカルボース	□ ボグリボース
グルコバイ 錠・OD錠	ベイスン 錠・OD錠
後発品 アカルボース・OD	後発品 ベイスロース、ベグリラート・OD、ベスタミオン、ベルデリール、ベロム、ボグシール、ボグリボース・OD
□ ミグリトール	
セイブル 錠	

特徴 食後高血糖を抑制する。⇒食前に服薬する
副作用 腹部膨満感、放屁、鼓腸、腸閉塞症状

■ DPP-4阻害薬

□ シタグリプチンリン酸塩水和物	
グラクティブ 錠	ジャヌビア 錠
□ アログリプチン安息香酸塩	□ ビルダグリプチン
ネシーナ 錠	エクア 錠

特徴 インスリン分泌を促進する
副作用 SU薬との併用で低血糖症状が現れやすい

Memo

消化性潰瘍治療薬

[攻撃因子抑制薬－酸分泌抑制薬（制酸剤）]

■ H$_2$受容体拮抗薬

□ ファモチジン

ガスター 錠・D錠/散/注
後発品 ガスイサン、ガスセプト、ガスドック、ガスペラジン、ガスポート・D、ガスメット・D、ガスリック・D、ガモファー・D、クリマーゲンOD、ストマルコン・D、チオスター、ファモガスト・D、ファモスタジン・D、ファモチジン・D・OD、ブロスターM、モミアロン

□ ラフチジン

プロテカジン 錠・OD錠
後発品 ラフチヂン

□ ラニチジン塩酸塩

ザンタック 錠/注
後発品 ツルデック、ブラウリペラ、ラデン、ラニザック、ラニタック、ラニチザン、ラニチジン

副作用 腎障害、認知機能低下

■ プロトンポンプ阻害薬

□ オメプラゾール

オメプラゾン 腸溶錠
オメプラール 腸溶錠
後発品 エンプラール、オブランゼ、オメプラゾール、オメプロール、オメラップ

□ ラベプラゾールナトリウム

パリエット 錠
後発品 ラベプラゾールナトリウム、ラベプラゾールNa

□ ランソプラゾール

タケプロン
カプセル/OD/静注用
後発品 スタンゾーム・OD、タイプロトン、タピゾール、ラソプラン・OD、ランソプラゾール・OD、ランソラール

□ エソメプラゾールマグネシウム水和物

ネキシウム カプセル

副作用 肝障害 注意 腸溶錠は噛まずに服用すること

主な薬剤

糖尿病治療薬／消化性潰瘍治療薬

129

[攻撃因子抑制薬－酸中和薬]

■合剤

マーロックス 顆粒（懸濁用）
マルファ 顆粒（懸濁用）/内服液

後発品 アイスフラット、アクアスチン、アシドレス、ウィットコップ、タイメック、ディクアノン、ハイリース、マーレッジ、マグテクト、マグテクト分包、マックメット、リタロクス

副作用 下痢、軟便

[防御因子増強薬]

■ 粘膜抵抗増強薬－潰瘍病巣保護薬

■スクラルファート水和物

アルサルミン 細粒/液

後発品 オーネスミン、シューアルミン、スクラルファート、ツナルミン、テイガスト、ピンガスト

■ポラプレジンク

プロマック 顆粒/D錠（口腔崩壊錠）

後発品 ポラプレジンク・OD

■合剤

マーズレンS 顆粒/1.0ES錠/0.5ES錠/0.375ES錠

後発品 アズクレニンS、アズレミン、アズレン・グルタミン「EMEC」、アズレンスルホン酸ナトリウム・L-グルタミン、ウルクゾール、グリマック、グロリアミン、セダガストン、トーワズレン、ポドニンS、マナミンGA、メサドリンS、ヨウズレンS、ルフレン

特徴 プロマックは、味覚改善、褥瘡改善目的でも用いられる

■ 粘膜抵抗増強薬－組織修復促進薬

□ ゲファルナート	□ アルギン酸ナトリウム
ゲファニール カプセル・ソフトカプセル/細粒 後発品 ゲファルト、ゲルファルナートカプセル、ゲファルナートソフトカプセル、シバメット	アルロイドG 内用液/ドライシロップ 後発品 アルクレイン、サンメール
□ エカベトナトリウム水和物	□ 合剤
ガストローム 顆粒 後発品 エカベトNa	キャベジンU 散

特徴 副作用が少なく、使用しやすい

■ 粘液産生・分泌促進薬

□ テプレノン	□ ミソプロストール
セルベックス カプセル/細粒 後発品 アンタゴスチン、コバルノン、セフタック、セループ、セルテプノン、セルバス、テプレノン、デムナロン、テルペノン	サイトテック 錠
	□ レバミピド
	ムコスタ 錠/顆粒 後発品 レバミピド・OD

特徴 副作用が少なく、使用しやすい。サイトテックは、NSAIDs使用時に処方されることが多い

■ 胃粘膜微小循環改善薬

□ スルピリド ⇒ p.101 参照
□ セトラキサート塩酸塩

ノイエル カプセル/細粒 後発品 エルグリル、ラクマーゼ、レスラート	副作用 便秘

主な薬剤

消化性潰瘍治療薬

131

[ヘリコバクター・ピロリ除菌薬]

■合剤

ランサップ 400/800	**特徴** ラブラゾール、アモキシシリン、クラリスロマイシンの合剤 **副作用** 発疹、軟便

Memo

健胃・消化薬

[総合健胃薬]

■合剤

S・M配合散 散（1.3g／包）

[局所麻酔薬]

■オキセサゼイン

ストロカイン 錠／顆粒

特徴 痛みの早期改善に用いられる
副作用 口腔内のしびれ（噛んだとき）

[胃腸機能調整薬]

■メトクロプラミド

プリンペラン 錠／細粒／シロップ／注

後発品 アノレキシノン、ネオプラミール、フォリクロン、プラミール

■ドンペリドン

ナウゼリン 錠／細粒／ドライシロップ／坐薬

後発品 アースレナン、ジャックマール、ドンペリドン、ドンペリン、ナシロビン、ノーゼア、ハドドリン、フォリメジン、ペリゼリン、ペロリック、ミオナゼリン、モンロピア

副作用 長期服用で、錐体外路症状（ふるえ、こわばり）

■ジアスターゼ

ジアスターゼ 末

主な薬剤

消化性潰瘍治療薬／健胃・消化薬

133

■トリメブチンマレイン酸塩

セレキノン 錠/細粒	後発品 サキオン、サベスロン、サルナチン、セエルミート、テフメチン、トライシー、トリキノシン、トリメブチンマイレン酸塩、ニチマロン、ネプテン、ビレマイン、プチキノン、ベーエム、ペルキシール、マストリック、メブコロン、メブチット

特徴 症状の亢進、抑制の両方の作用がある

■モサプリドクエン酸塩水和物

ガスモチン 錠/散

特徴 上部消化管に効きやすい。錐体外路症状は現れない

[総合消化酵素]

■合剤

ベリチーム 顆粒（0.5・1g／包）

エクセラーゼ 錠/カプセル/顆粒

特徴 副作用が少なく、使用しやすい

Memo

……………………………………………………………

……………………………………………………………

……………………………………………………………

下剤

[塩類下剤]

■ 酸化マグネシウム（略称：カマ、カマグ）

マグラックス 細粒/錠
酸化マグネシウム 末

(後発品) カイマックス、軽・重カマ、酸化マグネシウム、重カマ、重質カマグG、マグミット

特徴 慢性便秘の長期使用に適している。軟下剤
注意 腎障害のある患者では、血中Mg値に注意

[大腸刺激性下剤]

■ ビサコジル

テレミンソフト 坐薬

(後発品) デルデランス、ビサコジル

■ ピコスルファートナトリウム水和物

ラキソベロン 錠/液
スナイリン ドライシロップ

(後発品) アベリール、コンスーベン、シンラック、スルチミン、ピコスルファートナトリウム、ピコスルファット、ピコルーラ、ファースルー、ファレスタック、フルレール、ベルベロン、ヨーデル、ヨービス、ラキソデート

特徴 液体の場合、経管投与よりも、注入しやすい
副作用 腹痛、下痢

主な薬剤

健胃・消化薬／下剤

■ センノシド

プルゼニド 顆粒	後発品 セネバクール、センナリド、センナル、センノシド、ソルダナ、ソルドール、フォルセニッド、プルノサイド、ペンクルシン、リタセンド
センノサイド 錠/液	

■ 合剤

アローゼン 顆粒	後発品 セリナリート、ピムロ

特徴 比較的服用しやすく、効果が早期に現れやすい
副作用 腹痛、下痢

[小腸刺激性下剤]

■ ヒマシ油（略称：リチネ）

ヒマシ油 液	加香ヒマシ油 液

特徴 便秘症治療のほか、食中毒や消化管検査時などでの腸管内容物の排除目的で用いられる

[その他]

■ グリセリン

グリセリン浣腸 浣腸液	後発品 ケンエーG

注意 重度の心不全患者では、用量・血圧変動に注意

■ 合剤

新レシカルボン 坐薬	後発品 インカルボン

特徴 経口摂取が困難な場合にも使用できる
副作用 腹痛

止瀉・整腸薬

[止瀉薬]

■ ロペラミド塩酸塩

| ロペミン カプセル/細粒 | 後発品 カグダリン、クラレット、タイペミン、ミロピン、ロスポリア、ロペカルド、ロペナ、ロペミック、ロペラミド、ロペラン、ロンバニン |

特徴 腸管蠕動を抑制する
注意 安易に長期使用しない

■ タンニン酸アルブミン

| タンナルビン 末 | 後発品 「純生」タンナルビン |

タンニン酸アルブミン 末

注意 牛乳アレルギー患者は禁忌

■ 合剤

| フェロベリン 錠 | リーダイ 錠 |

[整腸剤]

■ 乳酸菌製剤

■ ビフィズス菌

| ラックビー 微粒 N/錠 | 後発品 ミルフリーズ-5 |

ビオフェルミン 錠

■ 酪酸菌

ミヤBM 錠/細粒

特徴 副作用が少なく、安全に使用しやすい

主な薬剤

下剤／止瀉・整腸薬

造血と血液凝固関連製剤

[鉄剤]

■ 硫酸鉄
スローフィー 錠
フェロ・グラデュメット 錠

■ 溶性ピロリン酸第二鉄
インクレミン シロップ

■ クエン酸第一鉄ナトリウム
フェロミア 錠/顆粒
後発品 フェニレン、フェネルミン、フェロステック、フェロチーム、フォリロミン

副作用 悪心、搔痒感、便色変化（黒色）

[止血剤]

■ 対血管性止血剤

■ カルバゾクロムスルホン酸ナトリウム水和物

アドナ
錠/散/皮下注・筋注・静注・点滴静注

後発品 アーツェー、アドカルAC、アドナミン、オダノン、カルタゾン、カルバジャスト、タジン、チチナ、ラノビ

副作用 食欲不振、尿色変化（橙色）

■ 抗プラスミン剤

■ トラネキサム酸

トランサミン
錠/カプセル/散/シロップ/筋注・静注・点滴静注

後発品 ケイサミン、トラネキサム酸・C、トランサボン、バナリントップ、プレタスミン、ヘキサトロン、ヘムロン、ラノビス、リカバリン

特徴 炎症（腫れ）の治療や、シミ治療にも使用される

[抗血栓剤]

■ 血小板凝集抑制剤

□ アスピリン（100 mg）

バイアスピリン 腸溶錠

後発品 アスピリン、アスピリン腸溶、ゼンアスピリン、ニチアスピリン

□ クロピドグレル硫酸塩

プラビックス 錠

□ シロスタゾール

プレタール 錠・OD錠/散

後発品 アイタント、エクバール、エジェンヌ、グロント、コートリズム、シロシナミン、シロスタゾール・NP、シロステート、ファンテゾール、プラテミール、プレスタゾール、プレトモール、フレニード、プレラジン、ホルダゾール、ラノミン

副作用 胃腸障害、出血傾向

□ チクロピジン塩酸塩

パナルジン 錠/細粒

□ リマプロスト アルファデクス

オパルモン 錠

プロレナール 錠

オプラチン 錠

後発品 オパプロスモン、ゼフロブト、リマプロストアルファデクス、リマルモン

□ サルポグレラート塩酸塩

アンプラーグ 錠/細粒

後発品 サルポグレラート塩酸塩

□ アスピリン 81mg ＋ダイアルネート（制酸剤）

バファリン配合錠81 錠

後発品 アスファネート、ニトギス、バッサミン、ファモター

後発品 ジルベンダー、ソロゾリン、チクピロン、チクロピジン塩酸塩、ニチステート、パチュナ、パナピジン、パラクロジン、ピーチロン、ピエテネール、ヒシミドン、ファルロジン、マイトジン

副作用 肝障害、血栓性血小板減少性紫斑病（TPP）、無顆粒球症

主な薬剤

造血と血液凝固関連製剤

■ 経口抗凝固剤

ワルファリンカリウム

ワーファリン 錠/顆粒
ワルファリンK 細粒
ワルファリンカリウム 錠
後発品 アレファリン、ワーリン

特徴 ビタミンK拮抗薬。頻回にプロトロンビン時間(PT-INR)の採血検査が必要
注意 納豆や大量の緑黄色野菜の摂取は禁忌

ダビガトランエテキシラートメタンスルホン酸塩

プラザキサ カプセル

特徴 直接トロンビン阻害薬。血液凝固能検査は不要
副作用 出血傾向

抗がん剤

[アルキル化剤]

■ シクロホスファミド

エンドキサン 錠/注

- 特徴 ネフローゼ、膠原病の治療にも使用
- 副作用 嘔吐、骨髄抑制に伴う易感染、出血性膀胱炎

[代謝拮抗剤]

■ フルオロウラシル（5-FU） ■ テガフール・ウラシル（UFT）

5-FU 錠/注
後発品 ルナポン

ユーエフティ
配合カプセル T100/ E配合顆粒（腸溶）T100,T150,T200

- 副作用 嘔気、下痢

■ メトトレキサート ■ 合剤

メソトレキセート
錠/注射用/点滴静注

ティーエスワン
カプセル/顆粒

- 特徴 リウマチ治療の主薬
- 副作用 骨髄抑制、間質性肺炎

- 特徴 フルオロウラシル系の副作用を軽減したもの

[分子標的治療薬]

■ エルロチニブ塩酸塩 ■ ゲフィチニブ

タルセバ 錠

イレッサ 錠

- 副作用 間質性肺炎、手指亀裂

主な薬剤

造血と血液凝固関連製剤／抗がん剤

141

▶ 消炎・鎮痛・鎮痒薬

[副腎皮質ホルモン剤]

■ 作用が最も強力

□ クロベタゾールプロピオン酸エステル

デルモベート
軟膏 / クリーム / スカルプ

(後発品) グリジール、クロベタゾールプロピオン酸エステル、ソルベガ、デルスパート、デルトピカ、マイアロン、マハディ

□ ジフロラゾン酢酸エステル

ダイアコート
軟膏 / クリーム

(後発品) アナミドール、カイノチーム

■ 作用がかなり強力

□ モメタゾンフランカルボン酸エステル

フルメタ
軟膏 / クリーム / ローション

(後発品) フランカルボン酸モメタゾン、マイセラ

□ ジフルコルトロン吉草酸エステル

ネリゾナ
軟膏 / クリーム / ユニバーサルクリーム / ソリューション

(後発品) アルゾナ、ユートロン

□ フルオシノニド

トプシム
軟膏 / クリーム / Eクリーム / ローション / スプレーL

(後発品) グリコベース、ソルニム、ビスコザール、ベスタゾン

□ ベタメタゾン酪酸エステルプロピオン酸エステル

アンテベート
軟膏 / クリーム / ローション

(後発品) アンフラベート、サレックス、ベタメタゾン酪酸エステルプロピオン酸エステル

142 すぐ調 ● 在宅ケア

■ ジフルプレドナート

| マイザー 軟膏/クリーム | 後発品 サイベース、スチブロン、ソロミー、プラパスタ、フルナート |

■ 作用が強力

■ デキサメタゾン吉草酸エステル
ボアラ 軟膏/クリーム

■ ベクロメタゾンプロピオン酸エステル
プロパデルム 軟膏/クリーム
後発品 ベクラシン

■ ベタメタゾン吉草酸エステル
ベトネベート 軟膏/クリーム
リンデロンV 軟膏/クリーム/ローション
後発品 ケリグロール、デルモゾール、ノルコット、ベクトミラン、ベタメタゾン吉草酸エステル

■ フルオシノロンアセトニド
フルコート 軟膏/クリーム/ソリューション/スプレー
後発品 フルポロン、ポリシラール

■ 作用が中程度

■ アルクロメタゾンプロピオン酸エステル
アルメタ 軟膏
後発品 タルメア、ビトラ

■ ヒドロコルチゾン酪酸エステル
ロコイド 軟膏/クリーム
後発品 アボコート

■ クロベタゾン酪酸エステル
キンダベート 軟膏
後発品 キングローン、キンダロン、クロベタゾン酪酸エステル、クロベタボロン、パルデス、ミルドベート

主な薬剤

消炎・鎮痛・鎮痒薬

■ 合剤

オイラックスH クリーム	リンデロンVG 軟膏/クリーム/ローション
強力レスタミンコーチゾン 軟膏	後発品 デルモゾールG、デキサンVG、ベトノバールG、リダスロン、ルリクールVG
フルコートF 軟膏	
デルモランF 軟膏	
エキザルベ 軟膏	

[副腎皮質ホルモン貼付剤]

■ フルドロキシコルチド

ドレニゾン テープ

[アトピー性皮膚炎治療薬]

■ タクロリムス水和物

プロトピック 0.1% 軟膏　　後発品 タクロリムス

[消炎・鎮痛・鎮痒薬・収斂薬]

■ 酸化亜鉛（略称：チンク）

亜鉛華軟膏 軟膏	後発品 サトウザルベ、ボチシート
亜鉛華単軟膏 軟膏	

特徴 水疱や湿疹に、単独または混合剤で使用

[非ステロイド系消炎外用薬]

■ 深部組織の鎮痛消炎用

■ ジクロフェナクナトリウム

ボルタレン ゲル / ローション

後発品 アデフロニック、ジクロフェナクナトリウム、ジクロフェナク Na、ベギータゲル

■ インドメタシン

インテパン 軟膏 / クリーム / 外用液

後発品 インドノール、インナミット、インドメタシン、プロアリシン、ミカメタン

■ ピロキシカム

バキソ 軟膏

フェルデン 軟膏

■ フェルビナク

ナパゲルン 軟膏 / ローション / クリーム

後発品 スミル、アスゼス

■ 皮膚の炎症用

■ ウフェナマート

コンベック 軟膏 / クリーム　　フエナゾール 軟膏 / クリーム

■ イブプロフェンピコノール

スタデルム 軟膏 / クリーム

■ ジメチルイソプロピルアズレン

アズノール 軟膏　　後発品 ハスレン

[外用抗ヒスタミン剤]

■ ジフェンヒドラミン

レスタミン クリーム　　後発品 ジフェンヒドラミン

主な薬剤

消炎・鎮痛・鎮痒薬

[外皮用ビタミン剤]

■ビタミンA	■合剤
ザーネ 軟膏	ユベラ 軟膏

[経皮複合炎症薬]

■ヘパリンナトリウム

| ヘパリンZ 軟膏 | 後発品 ペセタ |

■ヘパリン類似物質

| ヒルドイド
　ソフト軟膏/クリーム/ローション/ゲル | 後発品 エアリート、クラドイド、ゼムロン、セレロイズ、ビーソフテン、ヘパダーム、ホソイドン |

[保湿剤]

■尿素

| ウレパール
　クリーム/ローション
ケラチナミン
　軟膏/クリーム | 後発品 アセチロール、ウリモックス、ウレアクリーム、ケラベンス、ベギン、ワイドコール、尿素 |

Memo

....

....

....

....

その他の皮膚用薬

[寄生性皮膚疾患治療薬]

■ 抗真菌薬

■ テルビナフィン塩酸塩

ラミシール　クリーム/外用液/外用スプレー

後発品 ケルガー、テビーナ、テビナシール、テルビナフィン塩酸塩、テルフィナビン、テルミシール、ビラス、ラミテクト

■ ビホナゾール

マイコスポール　クリーム/液

後発品 アイコザール、ゼルス、ビクロノール、ビスコポール、ビフォナール、ビホナゾール、ビルミチン、ホスポール、マイコザール、マインゾール、レンチェンス

■ ラコナゾール

アスタット　軟膏/クリーム/液

後発品 ラコナゾール

特徴 白癬、カンジダ症に効果が高い

■ ミコナゾール硝酸塩

フロリードD　クリーム

後発品 アムリード、ミコナゾール硝酸塩

特徴 真菌症全般に使用

■ ケトコナゾール

ニゾラール　クリーム/ローション

後発品 ケトコナゾール、ケトパミン、ニトラゼン、プルナ

特徴 カンジダ症、間擦疹に効果が高い

■ ブテナフィン塩酸塩

メンタックス　クリーム/液/スプレー

後発品 塩酸ブテナフィン、メリーダム

特徴 白癬に効果が高い

■ クロトリマゾール

エンペシド　クリーム/液/膣錠

特徴 カンジダ性膣炎に使用

主な薬剤

消炎・鎮痛・鎮痒薬/その他の皮膚用薬

■ 抗ウイルス薬

□ ビダラビン	□ アシクロビル
アラセナ-A 軟膏/クリーム	ゾビラックス 軟膏/クリーム
後発品 アラーゼ、アラエビン、カサール、シオスナール、シルベラン、ビダラビン、ビフピン、ホスラビン	後発品 エアーナース、ビゾクロス、ベルクスロン、ビルヘキサル

[化膿性皮膚疾患治療薬]

□ テトラサイクリン塩酸塩	□ フラジオマイシン硫酸塩
アクロマイシン 軟膏/末	ソフラチュール 貼付剤/帯

□ ゲンタマイシン硫酸塩	□ ナジフロキサシン
ゲンタシン 軟膏/クリーム	アクアチム 軟膏/クリーム/ローション
後発品 エルタシン、ゲルナート、ゲンタマイシン硫酸塩	後発品 ナジフロ、ナジロキサン

[皮膚軟化薬]

□ サリチル酸	
サリチル酸ワセリン 軟膏	スピール膏M 絆創膏

[褥瘡・皮膚潰瘍治療薬]

□ アルプロスタジル アルファデクス	□ トラフェルミン（遺伝子組換え）
プロスタンディン 軟膏	フィブラスト スプレー
特徴 血流改善による肉芽形成促進	特徴 線維芽細胞増殖による肉芽形成促進

医療用語の
言い換え

医療用語の言い換え

(五十音順)

■ 痛みに関する用語

圧痛	あっつう	圧迫時の痛み
絞扼感	こうやくかん	しめつけられるような感覚
鎮痛	ちんつう	痛みを鎮める
疼痛	とうつう	痛み
鈍痛	どんつう	鈍い痛み
拍動痛	はくどうつう	脈拍に伴う、ずきずきした痛み
放散痛	ほうさんつう	実際の存在部位とは違う部分に感じる痛み

■ 意識状態に関する用語

覚醒	かくせい	目が覚めている状態
傾眠	けいみん	うつら、うつらしている状態
昏迷	こんめい	意識はあるが、外的刺激に反応しない状態
嗜眠	しみん	傾眠の進んだ状態

■ 筋肉の状態に関する用語

拘縮	こうしゅく	持続する筋の収縮
硬直	こうちょく	筋が収縮し、固くなった状態
固縮	こしゅく	持続する筋のこわばり

■ 皮膚に関する用語

用語	読み	意味
壊死	えし	組織・細胞が死ぬこと
痂皮	かひ	かさぶた
陥凹	かんおう	くぼみ
頑癬	がんせん	いんきんたむし
汗疱状白癬	かんぽうじょうはくせん	水虫
顔面白癬	がんめんはくせん	はたけ
亀裂	きれつ	あかぎれ
鶏眼	けいがん	うおのめ
痤瘡	ざそう	にきび
擦過傷	さっかしょう	すり傷
皺襞	しゅうへき	しわ、ひだ
酒皶	しゅさ	赤鼻
腫脹	しゅちょう	腫れる
腫瘤	しゅりゅう	こぶ
褥瘡	じょくそう	床ずれ
水疱	すいほう	水ぶくれ
伝染性軟属腫	でんせんせいなんぞくしゅ	みずいぼ
伝染性膿痂疹	でんせんせいのうかしん	とびひ
凍瘡	とうそう	しもやけ
頭部白癬	とうぶはくせん	しらくも
熱傷	ねっしょう	やけど
膿	のう	うみ
肥厚	ひこう	厚くなる

医療用語の言い換え

153

糜爛	びらん	ただれ
浮腫	ふしゅ	むくみ
胼胝	べんち	たこ
麻疹	ましん	はしか
面皰	めんぽう	にきび
疣贅	ゆうぜい	いぼ
落屑	らくせつ	ふけ
鱗屑	りんせつ	ふけ

その他の用語

噯気	あいき	げっぷ
縊死	いし	首つり
齲蝕	うしょく	虫歯
嚥下	えんげ	飲み込む
嘔気	おうき	吐き気
嘔吐	おうと	吐く
悪寒	おかん	さむけ
悪露	おろ	おりもの特に産後
咳嗽	がいそう	咳
喀痰	かくたん	痰
眼脂	がんし	めやに
義歯	ぎし	入れ歯
吃逆	きつぎゃく	しゃっくり
欠神	けっしん	あくび
結滞	けったい	脈の途切れ

医療用語の言い換え

用語	読み	意味
眩暈	げんうん	めまい
倦怠	けんたい	だるい
口渇	こうかつ	喉の渇き
誤嚥	ごえん	誤って飲み込む
嗄声	させい	かすれ声、しわがれ声
残渣	ざんさ	残りかす
散瞳	さんどう	瞳孔が開く
失禁	しっきん	尿や便を漏らす
瀉下	しゃげ	下痢を起こす
惹起	じゃっき	引き起こす
愁訴	しゅうそ	訴え
羞明感	しゅうめいかん	眩しい
縮瞳	しゅくどう	瞳孔が縮む
腫大	しゅだい	腫れて大きくなる
耳鳴	じめい	耳鳴り
耳漏	じろう	耳だれ
呻吟	しんぎん	苦しみ、うめく
浸潤	しんじゅん	病巣が広がること
振戦	しんせん	部分的なふるえ
伸展	しんてん	伸ばす
遷延	せんえん	長引く
戦慄	せんりつ	悪寒に伴うふるえ
掻痒感	そうようかん	かゆみ
咀嚼	そしゃく	噛み砕く
帯下	たいげ	こしけ、おりもの

脱臼	だっきゅう	関節のはずれ
涕泣	ていきゅう	声を荒げて泣く
盗汗	とうかん	寝汗
吐血	とけつ	血を吐く
怒責	どせき	いきむ
怒張	どちょう	腫れて膨れる
徘徊	はいかい	歩き回る
跛行	はこう	足を引きずって歩く
麦粒腫	ばくりゅうしゅ	ものもらい
発汗	はっかん	汗が出る
鼻汁	びじゅう	鼻みず
鼻声	びせい	鼻ごえ
鼻閉	びへい	鼻づまり
風疹	ふうしん	三日はしか
腹部膨満	ふくぶぼうまん	腹が張る
腹鳴	ふくめい	腹がなる
罹患	りかん	病気にかかる
裏急後重	りきゅうこうじゅう	しぶり腹
流行性耳下腺炎	りゅうこうせいじかせんえん	おたふく風邪
流涎	りゅうぜん	よだれ
流涙	りゅうるい	なみだがあふれる状態
るい痩	るいそう	やせ
冷感	れいかん	ひやあせ

薬剤索引

欧文・数字	
5-FU	141
ABPC/SBT	88
ACV	95
AMK	91
AMPC	88
AMPC/CVA	88
AMPH	94
ARB	115
AZM	92
CAM	92
CAZ	90
CBZ	102
CCL	89
CDTR-PI	90
CEX	89
CEZ	89
CFDN	90
CFPM	90
CFPN-PI	90
CLDM	92
CMNX	89
CPDX-PR	90
CPFX	93
CTM	89
CTM-HE	89
CTRX	90
CZOP	90
C-チステン	123
EB	93
EM	92
FLCZ	94
FOM	91
FRPM	91
GRNX	93
INH	93
IPM/CS	91
LVFX	93
L-オーネスゲン	109
L-カルボシステイン	123
L-キサール	89
L-メチルシステイン塩酸塩	122
MFLX	93
MINO	92
NaSSA	100
NSAIDs	83
PB	102
PHT	102
PIPC	88
PL 配合顆粒	82
S・M 配合散	133
SNRI	100
SSRI	100
STB/CPZ	90
ST 合剤	94
TFLX	93
UFT	141
VACV	95
VCM	94
VPA	102

あ	
アースレナン	133
アーチスト	112
アーチワン	112
アーツェー	138
アーデフィリン	118
アイコザール	147
アイスフラット	130
アイスラール	109
アイタント	139
アイデイトロール	110
アイトロール	109
アイピーディ	120
アイラックス	95

アイロクール	109	アスワート	121
アイロミール	117	アセチロール	146
亜鉛華(単)軟膏	144	アセトアミノフェン	82
アカルディ	105	アセメル	112
アカルボース、OD	128	アゼルニジピン	113
アクアスチン	130	アゾセミド	108
アクアチム	148	アゾセリック	108
アクチオス	95	アタナール	112
アクチダス	95	アダラート	112
アクトシン	149	アップノールB	104
アクトス	127	アテネミール	111
アクロマイシン	148	アテネメン	82
アサシオン	96	アテネラート・L	112
アシクリル	95	アテノート	112
アシクロビル	95	アテノリズム	111
アシクロビン	95	アテノロール	111
アジスロマイシン水和物	92	アデフロニック	83, 85, 145
アシドレス	130	アドエア	119
アシビル	95, 148	アドカルAC	138
アジリース	110	アドナ	138
アシロベック	95	アドナミン	138
アシロミン	95	アトミフェン	82
アスクール	112	アナシロール	112
アズクレニンS	130	アナバン	85
アスコマーナ	96	アナフラニール	101
アセゼス	145	アナミドール	142
アスタージス	117	アニスタジン	107
アスタット	147	アニスト	112
アストニール	112	アニルーメ	82
アストマトップ	121	アノレキシノン	133
アストマリ	122	アパティア	109
アストミン	121	アパプロ	115
アストリック	95	アビリット	101
アズノール	145	アフタシール	149
アスピリン	83, 139	アフタゾロン	149
アスファネート	139	アフタッチ	149
アスペノン	106	アプテシン	93
アスベリン	121	アプニション	118
アスラーン	115	アプネカット	118
アズレミン	130	アプリトーン	106
アズレン・グルタミン	130	アプリンジン塩酸塩	106

アペリール	135	アルメタ	143
アペロックス	93	アルロイドG	131
アボコート	143	アレビアチン	102
アポジピンL	112	アレファリン	140
アポプロン	116	アレンフラール	89
アボラスノン	108	アローゼン	136
アマリール	126	アログリプチン安息香酸塩	128
アミオダロン塩酸塩	107	アロチノイル	112
アミカシン硫酸塩	91	アロチノロール塩酸塩	112
アミカマイシン	91	アロチノン	112
アミサリン	106	アンカロン	107
アミトリプチリン塩酸塩	101	アンギクロメン	110
アミノフィリン	118	アンキソール	123
アミプリン	101	アンギナール	110
アムネゾン	96	アンスルマイラン	88
アムホテリシンB	94	アンタゴスチン	131
アムリード	147	アンテベート	142
アムロジピン、OD	113	アントブロン	123
アムロジン	113	アンピローム	84
アモキサピン	101	アンピロキシカム	84
アモキサン	101	アンプラーグ	139
アモキシシリン	88	アンフラベート	142
アモバン	97	アンブロキソール塩酸塩	123
アモバンテス	97	アンブロン	123
アモベニキシン	88		
アラーゼ	148	**い**	
アラエビン	148	イーシー・ドパール	104
アラセナ-A	148	イクセロン	103
アリスリズム	106	イスキア配合錠A330	82
アリセプト	103	イスコチン	93
アルギン酸ナトリウム	131	イセジピール	112
アルクレイン	131	イソコナールR	109
アルクロメタゾンプロピオン酸エステル	143	イソジンシュガーパスタ	149
アルサルミン	130	イソニアジド	93
アルセノール	111	イソニトール	109
アルヅナ	142	イソビット	109
アルダクトンA	108	一硝酸イソソルビド	109
アルドメット	116	イナビル	95
アルフロシン	116	イノレットN、30R、40R、50R	125
アルプロスタジル アルファデクス	148	イノレットR	124
アルマイラー	111	イブプロフェン	84

薬剤索引

159

イブプロフェンピコノール	145	エアリート	146
イミスタン	91	エースコール	114
イミダプリル塩酸塩	114	エカード	115
イミプラミン塩酸塩	101	エカテリシン	113
イミペネム	91	エカベトナトリウム（Na）	131
イミペネム・シラスタチン（ナトリウム）	91	エキザルベ	144
イリナトロン	83	エキセナチド	126
イルベサルタン	115	エクア	128
イレッサ	141	エクセグラン	103
インカルボン	136	エクセミド	103
インクレミン	138	エクセラーゼ	134
インスリン	124-126	エクバール	139
インダカテロールマレイン酸塩	119	エサンブトール	93
インダスト	91	エジェンヌ	139
インテバン	85, 145	エスシタロプラムシュウ酸塩	100
インデラニック	85	エスタゾラム	96
インデラル	110	エステルチン	117
インドノール	145	エソメプラゾールマグネシウム	129
インドメタシン	85, 145	エタンブトール塩酸塩	93
インドメタシン　ファルネシル	83	エトドラク	83
インナミット	145	エナラート	114
インフリー	83	エナラプリル、M	114
インメシン	85	エナラプリルマレイン酸塩	114
		エナリン	114
う		エピレナート	102
ウィットコップ	130	エプカロール	117
ウインタミン	99	エブトール	93
ウェルビー	111	エプラジノン塩酸塩	122
ウガコール	117	エブランチル	116
ウナスチン	84	エリカナール	89
ウフェナマート	145	エリスロシン	92
ウラピジル	116	エリスロマイシン	92
ウリモックス	146	エルグリル	131
ウルクゾール	130	エルブミン	110
ウルソトラン	107	エルタシン	148
ウルソニン	108	エルロチニブ塩酸塩	141
ウレアクリーム	146	エレナール	113
ウレパール	146	エレナント	104
		塩酸アンブロキソール	123
え		塩酸クロルプロマジン	99
エアーナース	148	塩酸シプロフロキサシン	93